今どきナース
が育つ

支援体制と
個別対応

刊行にあたり

　本書を企画した意図は，これまでと同じ方法では新人がうまく育たない事例が増えてきたことに端を発しています。今どきナースの実態を見ると，マニュアルがなければ行動できない，場の空気が読めない，患者の気持ちを察することが苦手といった，本来なら看護師としての適性を疑問視するようなタイプが，近年は多くの病院に入職してくる時代になったのではないでしょうか。

　私は，公認心理師として働く人のメンタルヘルス対策を専門に活動し，さまざまな病院から相談を受けてきました。この経験から，心理学の専門の立場からこの書籍を企画することになりました。今どきナースの育て方にはコツがあり，コミュニケーションやこだわりが独特であっても，それを"個別性"と考え，"個別性"を活かしながら組織がその新人の特徴をうまくつかんで対応することで，適応していくことを経験しました。

　本書で紹介している2つの病院は，経営母体は同じであっても異なる施設であるため，日頃はそれぞれ違った取り組みをしています。この2病院が離職率ゼロにチャレンジした結果，方法は違っても離職率が大幅に下がるという大きな成果が出ました。共通していたのは，ひと言で言うと「あったか風土」でした。心理学的にも筋の通った取り組みで，どこの病院でも参考にできるエビデンスを含んでいると思います。

　書籍の構成は，次のとおりです。第1章では，心理学の専門家として今どきナースについて解説を，第2章では今回のフィールドである2つの病院の看護部全体の育成方針を紹介しています。そして，第

3・4章では，部署，さらに個々のかかわりに焦点を当てて，定着育成につながる対応について事例を交えて提示しました。具体的には，まずベテランの教育担当者が研修の企画内容を写真や図表を交えて紹介します。次に，実際にその研修を受けた新人の感想を紹介しています。つまり，新人のために企画した研修を新人がどのように受け取っているかのモニタリングです。加えて，ポイントのところで私が心理学的な解説を行い，研修効果の裏付けを紹介しました。最後の第5章では，特に関心が高い採用時のポイントについても触れています。

　今どきナースの"個別性"に対し，周囲がエビデンスを踏まえた上手な対応にチャレンジをすることで，病院内に「あったか風土」が生まれ，両者にwin-winの関係が生まれてくると考えます。本書をヒント集と考え，活用していただければ幸いです。

　なお，本書では多くのケースを紹介していますが，すべて対象を特定できないよう再構成してあります。

　最後になりますが，本書の企画にご賛同いただき，豊富な資料のご提供と共に看護部を挙げてご協力をいただいた，新美保恵看護部長様および平松貴子看護部長様，そしてご執筆いただいた皆さまに感謝申し上げます。

　　2020年6月

　　　　　　　川崎医療福祉大学 医療福祉学部臨床心理学科
　　　　　　　　　教授　谷原弘之

目次

第 4 章 個別支援におけるメンタルケア 155

第 5 章 施設になじむ看護師を採用する 189

第 **1** 章

今どきナースとのかかわり方

ゆとり・さとり世代の傾向と対策

谷原弘之

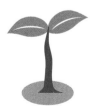

パワハラと勘違いする「今どきナース」と「ベテランナース」の世代間ギャップの壁

「今どきナース」と「ベテランナース」，違いはどこにあるのでしょうか？

今どきの若年層を「ゆとり世代」「さとり世代」と総称することがあります。彼・彼女は，学生時代に手取り足取り教えてもらう経験を持つ人も多く，病院に就職して急に社会の厳しさを体験したことで，仕事に不適応を起こす場合があります。彼・彼女の特徴は，「分かりました」と言っても分かっていなかったり，「頑張ります」と言っても本音では頑張る気がなかったりするため，先輩たちから怒られる回数が多くなります。

ベテランの先輩世代は，これまでいわゆる「見て習え」で育ったため，新人に対して一通り指導をすると「今度は自分で考えてやってごらん」と自分で考える習慣を身につけさせようとします。ここで考えてみてください。今どきの新人は「自分で考えてやってごらん」と言われると，どのように受け取るでしょうか？

ある新人研修会に参加していた「ゆとり世代」「さとり世代」300人に，「『見て習え』というのを知っている人？」と質問したところ，手が挙がったのは約10人でした。続けて「『見て習え』という言葉を説明できる人？」と尋ねると，手が挙がったのは何と1人だけ。かつて誰もが受けた「見て習え」という教育が，今や「今どきナース」には死語となっているのです。

人間には，自分がかつて受けた教育方法で下の世代に教えようとする習性があります。「ベテランナース」が，「見て習え」を知らない「今どきナース」にそれを実践すると，「先輩は答えを知っているくせにわざと教えてくれない。これはパワハラではないか」と誤解される事態が起こる可能性があることが分かっていただけたと思います。これは世代間ギャップの問題であり，コミュニケーションのズレであるため，どちらが良い・悪いということではありません。しかし，この仕組みを知らずに指導すると，「今どきナース」を追い込むことになりかねないことだけは知識として知っておく必要があります。

NGケース1 「見て習え」が通じない人とは思わずに叱咤激励してしまったAさん（20代）

　学生時代は成績も良く，クラス委員を務めていたAさんは，入職したばかりのころ，分からないことがあると何でも質問し，勉強熱心でした。周囲の人の評判も良く，同期の中でも一番優秀だと思われていました。ところが，2年目になり新人が入ったころから表情が冴えなくなり，ミスをするようになりました。ミスをすると，先輩から「どうすればよかったのか，自分で考えて解決策を提案してください」という宿題が出されるのですが，何が正解か分からずに困惑しています。

　ある時，受け持ちの患者さんの看護計画を自分で作ってみるものの，自信がないようです。先輩に相談をしたところ，「〇〇さんのやり方が近いから，それを参考にして考えて。『見て習え』よ！」と言われたのですが，彼女には『見て習え』がどういうことか分からず困惑してしまいました。さらに，「もう新人ではないんだから，もっと自分で考えて行動してよ」と言われて傷付き，出勤できなくなってしまいました。

〈何がいけなかったのか〉

　Aさんの行動は，次のように分析できます。

・学生時代から，分からないことは何でも質問をして前に進むタイプだった。
・正解を提示してもらえると自信を持って仕事ができたが，自分で考えることを求められたり，先輩のやり方を見て応用するやり方にはついていけなかった。

　このように，Aさんはいわゆる「見て習え」が苦手なタイプです。このタイプは，指示をされればそのとおりに行動できますが，自分で考えて行動することは苦手です。

　対応で注意すべき点は，一見優秀に見えるため周囲が「見て習え」で自立を促進させようとすると，逆に見捨てられた気持ちになってしまうということです。場合によっては，混乱してメンタルヘルス不調に陥るか退職してしまうかもしれません。

〈望まれる対応〉

　まず，「見て習え」という教育方法についてAさんに解説します。決して突き放したり，いじわるをしているわけではないことを伝え，理解してもらいます。次に，ゆっくりとしたペースで自分で判断する練習を行い，正しい判断の時は先輩が褒めます。子ども扱いをしているように見えるかもしれませんが，自分で決めることをしてこなかった人にとっては，これくらいゆっくりと決断する練習をした方が自信につながっていきやすいのです。

発達障害の特性があるタイプへの対応

「場の空気が読めない」「自分の規則や習慣にこだわる」「会話が一方通行になりがち」「相手の気持ちを察することが苦手」といった，発達障害の人が持つ特性と同様の行動を取るタイプが増えてきています。発達障害に関しては，2004年12月に「発達障害者支援法」が制定され（2016年6月に改正），発達障害は脳機能の障害であり，切れ目なく発達障害者の支援を行うことの大切さが明記されています。

このタイプの人たちは，学生時代の成績が優秀な人も多く，発達障害の特性が目立つことなく大人になっている場合があります。社会人になってから，こだわりが強かったり，他人の気持ちを察することができなかったりする自分に気づき，カウンセリングにやってくることがあります。彼・彼女と話すと，「学校では，先生がホワイトボードに書いた授業内容を写真に撮ったように記憶できるため，家で復習をしなくてもいつも100点が取れました」と，特別な能力を持っていることを教えてくれることがあります。このように，知識やマニュアルを覚えることは完璧ですが，逆にコミュニケーションが独特で，一方的に興味があることを話し続けたり，ダイエットがうまくいかずに悩んでいる人に「なぜあなたは痩せないんですか？」と直球で聞いたりしてトラブルになることもあります。

このようなケースの場合，これまでは「相手に失礼なことは言わないようにしてください」「もっと相手の気持ちを察してください」と言って終わりでしたが，彼・彼女に発達障害の特性がある場合は，それだけでは何を言われているのか分からず，同じトラブルを繰り返す可能性があります。

NGケース2 思ったことを口にしてしまうBさん（20代）

Bさんはとても優しい男性で，患者さんからの評判はまずまずです。ところが，彼は日頃から思ったことをそのまま口にしてしまい，時々患者さんとトラブルになります。先日も女性の患者さんに「あなたはなぜそんなに太っているのですか？」と質問をして，患者さんと大げんかになりました。

主任が「なぜ患者さんにあんなひどいことを言ったの？」とBさんに尋ねると，Bさんは「あんなに太っている理由を知りたかっただけなのに，何がいけないんですか？」と反論してきました。それを受けて主任は「あなたは看護師失格ね」と返し，とうとう口論となってしまいました。

〈何がいけなかったのか〉

Bさんは，素直に思ったことをつい言葉にして相手を傷つけてしまいましたが，やっかいなのは，Bさんが自分は悪いことをしたと思えないところです。多くの人は，その人の体形などについては，相手の立場や気持ちに置き換えてその質問をしてよいかを判断しますが，Bさんの場合は"相手の立場や気持ちになる"ということ自体が難しかったようです。これは，自閉症スペクトラム障害の人にも見られる特性に似ています。

Bさんのように"相手の立場や気持ちになる"ということ自体が苦手で理解できない人に対して，「もっと相手の気持ちになってよ」と繰り返し言うだけでは改善することが難しいことを理解しましょう。

〈望まれる対応〉

対応の第1段階として，体形に関する質問，例えば，「あなたはなぜそんなに太っているのですか？」と質問すること自体を禁止します。相手の気持ちになることが苦手な状況のため，まず行動を自粛させる必要があるのです。そのためには，禁止事項のマニュアルをBさんに示し，被害者を出さないことがポイントです。

第2段階として，相手の気持ちになる練習を繰り返し，緩やかにでも他者を理解しようとする気持ちを育てることが成長への支援であると考えます。

NGケース3 病棟の異動で不適応となってしまった Cさん（20代）

Cさんは，就職して1年目は療養病棟へ配属になりました。自分の仕事の段取りにこだわりがあり，付箋を使って1つずつやることを手帳に貼り，終わると剥がして捨てていました。同僚がCさんに聞くと，「自分の仕事を視覚化しないと前に進めない」と答えました。このため，急な入院が入ってもなかなか優先順位が変えられない融通の利かなさがありました。それでも療養病棟のペースが本人に合っていたのと，人間関係が良かったため，何とか仕事が続いていました。

2年目の4月，外科病棟に異動になりました。入退院が多く，仕事についていけないようでイライラすることが増えました。スタッフの一人に「あなたは仕事の覚えが悪い」と言われて心が折れたようで，看護師長の所へやって来て，「前の療養病棟に戻してください」と訴えましたが，その時はもう少し努力をするようアドバイスをして終わりました。

その後，徐々に休みが増えはじめたので，その都度やれそうなことを一緒に考え，病棟に適応できるように支援を続けました。しかし，改善するどころか不眠が出現し，心療内科を受診したら「適応障害」の診断書が出て休職となってしまいました。

〈何がいけなかったのか〉

自分の仕事の段取りにこだわりがあり，付箋を使って仕事を視覚化しないと前に進めないことや優先順位が変えられない融通の利かなさを見ると，発達障害の特性を思わせるところがあります。自分には新しい病棟が合わないので元の病棟に戻してほしいというのは一見わがままに見えますが，もしかすると本当に職場不適応になって困っていたＣさんなりのSOSだったのかもしれません。今回は「適応障害」と診断されましたが，これは発達障害の二次障害としての「適応障害」なのかもしれません。

〈望まれる対応〉

発達障害の特性が影響して新しい病棟で職場不適応になったと考えた場合は，以前に適応できていた療養病棟に戻して立て直しをすると退職しなくて済む可能性が高いです。これは本人のわがままに付き合うように見えますが，「職場適応できない環境」と「職場適応できる環境」は本人にとって天と地ほどの違いがあります。発達障害の特性が表面化したと考えて，早急に前の療養病棟へ戻すと，Ｃさんの混乱は早い段階で収束する可能性があり，退職させないためには有効かもしれません。

ただし，前の療養病棟へ戻す際には約束（条件提示）が必要で，「１年後には病棟を異動してもらいます。どこの病棟へ異動になるかは分からないので，どこに行ってもやれるように療養病棟に勤務している間に心の準備をしてくださいね」と伝えることが大切です。本人にたくましくなる課題を提示しておけば，少しずつ心づもりができるようです。

〈具体的なやり方〉

発達障害の人の特性が見られた場合は，発達障害の人に対する支援原則に従った支援がよいと考えます。発達障害の人に対する支援原則とは，「発達障害の人を変えるより周囲が合わせた方が短期間で適応できるようになる」という考えです。つまり「辞めさせない・変えようとしない・無理をしない支援」を念頭に置いた方法です。

そこで，ひとまずＣさんの希望を100％聞き入れ，前の療養病棟へ戻しました。当然，周囲からは「わがままを認めるのか」と大きな不満が出ましたが，発達障害の人に対する支援原則を説明し，理解してもらいました。

これによりＣさんは復職できました。療養病棟では自分のペースを取り戻し，表情も明るくなりました。療養病棟の看護師長からはスキル・アップの課題を提示してもらい，仕事の優先順位の柔軟な変更を練習するように指導しました。具体的には，状況に応じて付箋を入れ替えるやり方で，今自分が何をしたらよいかを視覚化しながら行動の幅を広げていきました。

　発達障害の人に対する支援原則に従った結果，Ｃさんは再び休職することなく順調に成長していったので，第１段階は成功と考えます。そして，約束の１年が経過したため，病棟異動にチャレンジしてもらうことを提案しました。今度は，自分が務まりそうな病棟を自己申告してもらい，次の異動でその病棟へ異動しました。

辞めさせない・変えようとしない・無理をしない手順

①辞めさせない

第１段階は，まずは発達障害の人に対する支援原則に従って，周りの人が100％その人に合わせることで退職を防ぐ。

②変えようとしない

第２段階は，彼女が自ら努力をするように仕向ける。ここで大切なのは，本人のやり方を基本にしながら，修正可能な範囲でスキル・アップを目指すことである。あくまで，自分から努力をする気になるようにもっていくことが重要。

③無理をしない

チャレンジを始めて最初の異動は，本人がやれそうな病棟を自分で考えてもらうことが大切である。これにより主体性が生まれ，自分が周囲に合わせる努力を行う気になり，周囲も彼女に合わせる努力をすることによって，折り合いがつく位置を見つけることができる。お互いが無理をせず，半分ずつの努力でちょうど良い距離を見つけることができれば，うまくいく。

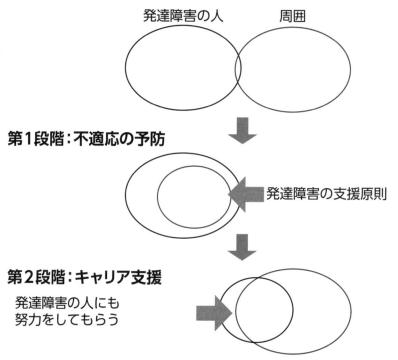

発達障害の人への支援原則の応用「辞めさせない支援」のモデル図

発達障害の人　　　　周囲

第1段階：不適応の予防

発達障害の支援原則

第2段階：キャリア支援

発達障害の人にも
努力をしてもらう

折り合いがつく良い位置を見つける

「ゆとり世代」「さとり世代」への対応

　近年の若年層を「ゆとり世代」「さとり世代」と総称することがあります。

　喜田野は，近年の「さとり世代」の特徴として次のようなことを挙げています[1]。

・分からないことはその場で質問せず，後でネットで調べようとする。

・「やらないで済むなら，極力やらない」という思考を持っている。

・「分かりました」と答えた時でも，分かっていないことが多い。

・「頑張ります」と言っても，頑張る気はない。

・嫌なことに遭遇すると，すぐに心が折れる。

　「ゆとり世代」「さとり世代」の時代背景を見ると，分からないことがあるとインターネットで調べて即座に答えを見つけようとする安易さがあります。分かっていなくても「分かりました」と答えたり，頑張る気がなくても先輩の前ではとりあえず「頑張ります」と言ったりすることにしているようです。これでは知識や技術の

積み重ねが十分にできているのか心配になります。

　一方で，彼・彼女はプライドが高いため，厳しく注意すると心が折れたり，安易に離職を考えたりすることがあります。このため，「ゆとり世代」「さとり世代」への対応は，彼・彼女の特徴を把握した上で行うことが望ましいでしょう。

NGケース4　要領が悪いにもかかわらずプライドが高いDさん（20代）

　Dさんは，学生時代は要領が悪く，周囲の人に助けてもらってやっと卒業できたようです。

　入職後，整形外科病棟に配属となりましたが，朝から相当緊張していて，申し送りをメモするスピードがついていけず，後半はほとんどメモできない状態が半年続いています。先輩から声をかけられると，必ずビクッとしていました。仕事では無駄な動きが多く，どれも中途半端となってしまうので，先輩から毎日注意をされていました。

　しかしプライドだけは高く，同僚が夜勤に入るようになると「なぜ私は夜勤に入らせてもらえないのですか？」と文句を言ってきたこともありました。そこで，日勤が一人前にできない間は夜勤に入れることはできないときっぱり伝えたところ，次の日に辞表を持ってきました。

〈何がいけなかったのか〉

　半年経っても成長が見られず，周囲がどのように指導すればよいのかと対応に困っていたケースです。仕事ができないことは棚に上げ，夜勤に入る時期が同僚より遅いことに文句を言ってきたというのは，自己愛が強いタイプかもしれません。自己愛が強いタイプは，自己愛が傷つくと病院を批判して職場の士気を落とさせるか，すぐ辞めると言うので注意が必要です。

〈望まれる対応〉

　このタイプは，自己愛が傷つかないようにすることだけがテーマで生きているところがあるので，そこを逆手に取って成長させるのが得策です。

　看護師長から「ちょうどよかった，あなたにも頑張って夜勤に入ってもらいたいと思っていたところなのよ。でも，夜勤に入る時は全員の申し送りをメモしないといけないし，朝は全員の状態を申し送らないといけないけど，それはできそう？」と切り返すと，無言でした。そこで申し送りをメモする時のコツや仕事の優先順位のつけ方など，いわゆる要領良く仕事をする技術を習得する課題を提示しました。

「これができて初めて夜勤に入る許可を出せる」と言うと，早く夜勤に入りたい一心で，がむしゃらに努力するようになりました。

NGケース5　自分の都合だけを自己主張するEさん（20代）

　Eさんは，看護大学でクラス委員を務めていた成績優秀な女性です。救急の現場で仕事をしたいと思って入職しましたが，療養病棟に配属されました。最初は何でも素直に受け入れようと努力し，病棟内の評価は高かったようです。しかし，6カ月が経過したころから，認知症の患者さんが繰り返し話す息子の話題や毎日変化のない処置に嫌気がさしてきました。そのうち，認知症の患者さんからのナースコールには出なくなったため，主任が注意しました。すると，「この病棟の看護はレベルが低いですね。○○さんは点滴を何回も失敗するし，△△さんは仕事が遅いです」と不満を言いはじめたのです。主任が，他のスタッフのフォローをすると，「私はこんなことをするために就職したわけではありません。早く救急へ異動させてください」と自分勝手な要求をしてきました。

　そこで，まずは病棟でじっくり患者さんと接することを覚え，将来的に希望は出したらよいと説得しました。すると次の日，「私を新規入院の患者さんの担当だけにしてください。新しいことには興味がありますが，それ以外は私にとって無意味なのでやりたくありません」と言ってきました。そのため，厳しく注意したところ，退職の意向を示してきました。

〈何がいけなかったのか〉

　学生時代は優秀で，自分でやりたいことは何でも実行してきたようです。社会人になり，周囲に合わせることや，やりたくない仕事でも我慢することを求められました。最初は努力をしていましたが，限界がきたようです。一言で言えば，優秀ゆえに我慢する体験が不足していたことが，かえってストレス耐性を強化するチャンスを奪ったかもしれません。

　このタイプは，興味のないことばかりだと仕事に不適応を起こすかもしれません。逆に，自分が興味のあることをやらせれば，どんどん伸びていく可能性があります。

〈望まれる対応〉

　このタイプは，「新人のうちは何でも勉強なので，嫌なことも頑張って取り組みましょう」と正しいことを言うだけではうまくいかないことが多く，むしろ退職を決意させてしまうかもしれません。

それでは，どのように対応するのがよいかというと，本人が困っている部分に介入できるかがカギとなります。具体的には，"救急外来"を目指して看護師になったにもかかわらず，"救急"の勉強ができなくて困っているのであれば，一時期は"救急外来"へ研修に出すのも一つだと考えます。もしそこで他者の何倍も働くようであれば，異動させることが病院のメリットになるかもしれません。

心の病を抱えたスタッフへの対応

NGケース6 コミュニケーションが極端に苦手なFさん（20代）

　Fさんは，中学時代に友人とのトラブルをきっかけに自室に引きこもった経験があります。看護学校を何とか卒業し，総合病院に就職しましたが，かなり緊張が強く，周囲の人があいさつをしても言葉が出なかったり，患者さんのところへ検温に行っても無言で行動したりするため，患者さんから苦情が出ました。

　主任が注意すると黙り込んでうつむき，最後には「すみません」と言って泣き出すため，あまり厳しくは注意できませんでした。そして，それ以降時々仕事を休むようになってしまいました。同僚に「スタッフや患者さんと接するのが怖い」と相談をしていたらしく，同僚は慣れるしかないとアドバイスしていたようです。仕事を休むようになってからは，表情もどんどん暗くなり，どう対応すればよいのか分からなくなりました。

〈何がいけなかったのか〉

　学生時代からコミュニケーションが苦手で，社会人になっても改善しないまま経過しています。ストレス耐性が弱そうなのであまりプレッシャーをかけることはできませんが，仕事である以上最低限のコミュニケーションはとってもらわなければなりません。本人なりに努力はしているようですが，「スタッフや患者さんと接するのが怖い」という発言から，人と接することに恐怖感を感じていることが分かりました。

　ストレスの分野では，苦手な環境にさらされている状況を"曝露している"と表現することがあります。対人恐怖があるタイプは，毎日曝露しているため，心身にストレス反応が出やすいのです。これを放置しておくと精神疾患に移行する可能性があるため，早めの対応が必要です。

〈望まれる対応〉

　Fさんがとてもしんどそうなので，心療内科を受診してもらいました。対人恐怖

から適応障害になりかかっていると言われました。不安を和らげる薬が処方され，少しではありますが患者さんと接する緊張が緩和しました。おまじないのように薬を飲み，「大丈夫，大丈夫」と自分に言い聞かせることで，対人緊張が和らいできました。Ｆさんの場合は，一時的な薬の服用により改善されました。

NGケース7 周囲を振り回すＧさん（20代）

　Ｇさんは，学生時代からの恋人がいて，彼女は結婚するつもりでいました。入職2年目，その恋人が浮気をしている疑惑がわき，夜勤を急に休んで見張りに行ってしまい，主任が急きょ代わりに勤務したことがありました。そんな責任感のないことをしてはいけないと看護師長が厳しく注意すると，数日はおとなしくしていましたが，浮気の不安が出現すると気持ちが抑えられず，勝手に病院を飛び出して行ってしまいます。

　結局，その恋人とは別れましたが，それ以降気分が不安定で，仕事でもミスが増えました。そのたびに注意するのですが，「師長さんは私のことを何も分かってくれない」と泣いて攻撃するようになりました。仕事をせずに休憩室で寝ていることもあるため，注意するとリストカットをして見せたり，他の病棟に行って「私は師長にパワハラを受けている」と根も葉もないことを言いふらしたりして，手がつけられなくなりました。

〈何がいけなかったのか〉

　恋人と別れたことがきっかけで情緒不安定になり，そのとばっちりが看護師長に向いているようです。基本的には未熟な人格で，恋人と別れたことを受け止めきれずにいることが問題なのですが，本人はそのことから目を背けているので，自分がうまくいかないのは看護師長のせいだと本気で思っているふしがあります。

　この場合は，看護師長が1人で対応するとどんどん状況は悪化していきます。このことを理解し，早急に役割分担をする対応に方針変更することが大切です。

〈望まれる対応〉

　Ｇさんの指導係を主任に変更しました。主任が面談の中で，しんどくても仕事に休まず来ていることを労いながら，メンタル面で困っていることはないかと聞くと，「夜眠れない」「食欲がない」などが出てきました。本人が困っている症状を聞き出すということがコツで，困っている症状に焦点を当て，「体が心配なので心療内科を受診してみようか？　夜寝られるようになるだけでもずいぶん楽になると思うよ」と勧めると，本人もしんどい状況から抜け出したいと思っていたため受診し

ました。このタイミングをチャンスと考え，うまく医療につなげることができたため，治療を続ける中で少し安定してきました。

今どきナースの特徴を知った上で かかわることが最新の労務管理のコツ

　今どきナースの中には，①「見て習え」を知らないためにパワハラを受けたと勘違いする人，②発達障害のグレーゾーンと思われる特性を持った人，③柔軟性の低さから不適応を起こす人（時に「適応障害」を発症することもある）がいる可能性があります。これらは時代の変化の中で起こってきた新たな問題であり，これまでの労務管理では不足する内容かもしれません。この問題の特徴は，今どきナース個人の"特性"と病棟の環境（周囲とのコミュニケーション）とのミスマッチ（適応の悪さ）が原因と考え，いかに新人に病棟環境に適応してもらうかが課題でしょう。

　そこで，賢く対応するには，まず各個人の"特性"を早く見抜き，その"特性"を"個別性"と考え，そのままの状態でこの病棟でやっていくにはどうしたらよいかを検討し，最後は達成できそうなスローステップの課題を提示して病棟への適応にチャレンジしてもらうことがよいと考えます。この方法の良い点は，個人の"個別性"を認めつつ，個人と周囲が互いに努力をするところです。

　次章からは，新人が離職せずに成長を続け，病棟に適応していくさまざまな仕掛けを紹介します。一部を示すと，ある病棟では「1日の終わりに先輩との振り返り時間を1時間保証し，1日の疑問や不安を解消して帰宅させる」「環境整備の準備を新人の同期だけで行わせることで，仕事をやりながら悩みを話せる時間を確保する」など，かゆいところに手が届く工夫をしています。この内容と，それを実際に体験した新人のコメントを対応させながら，豊富な資料と共に体感してください。

引用・参考文献
1）喜田野正之：さとり世代のトリセツ，秀和システム，2015.
2）谷原弘之：学生・若手スタッフの興味を引き出し絶対にドロップアウトさせない，看護人材育成，Vol.14，No.5，P.55〜59，2017.
3）谷原弘之：「周囲を振り回し，疲弊させるスタッフ」に対する現実的な職場適応支援，看護部長通信，Vol.14，No.2，P.2〜7，2016.
4）谷原弘之：性格？ こころの病気？「ちょっと変わったスタッフ」へのかかわり方，看護主任業務，Vol.24，No.3，P.43〜48，2015.
5）谷原弘之：発達障害？ さとり世代？ メンタル不調？ 今どきナースの困った言動 対応のベストアンサー，日総研出版，2018.

第 2 章

看護部全体で行う離職ゼロへのチャレンジ

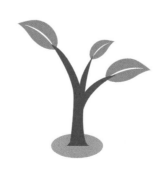

1 川崎医科大学附属病院
全員で育て共に成長する職場風土をつくる
平松貴子・佐藤美奈

川崎医科大学附属病院看護部の概要 (平松)

　当院は，1,182床の高度医療を提供する特定機能病院です。2019年4月1日時点の看護職員数は1,013人（うち看護師992人，保健師8人，助産師13人，看護助手123人，介護福祉士2人）で，平均年齢30.3歳，在職職員経験年数平均8.6年です。毎年，約100人の新人看護師（以下，新人）が入職し，各部署に平均5〜6人配属されています。

▶看護部理念

　「人間（ひと）をつくる」「体をつくる」「医学をきわめる」という学校法人川崎学園の建学の理念と，「医療は患者のためにある」「24時間いつでも診療を行う」という川崎医科大学附属病院の理念を基に，看護部では大学病院，特定機能病院の特性を踏まえ，基幹病院として地域のニーズに応えられる看護を目指し，責任ある質の高い看護を継続して提供していきたいと考えています。また，患者・家族が安心感と満足感を抱くことのできる療養環境と看護師が長期にわたりいきいきと就業できる職場環境の確立を目指しています。

1. 自分自身とむきあう

　これは，看護師自身が心と体の健康を自己管理でき，自立と自律に向けて努力することです。特に，人間力の向上と看護師としてのアイデンティティを確立してほしいと考えています。

表1	看護部重点目標

1. 患者さんに最善のサービスを提供する
2. 専門職としての能力の向上を目指す
3. 経済効果を考える
4. ひとりの人間としての成長を目指す
5. 教育機関としての役割を果たす

2. 患者とむきあう

　これは，看護師が患者中心の医療の提供を目指し，患者の意向の尊重と尊厳の維持を支援できるよう努力することです。特に，一人ひとりの患者・家族の身体的・社会的・心理的・スピリチュアル的な側面のニーズをとらえ，アセスメントを繰り返し，最善の療養を検討できる思考力を育んでほしいと考えています。

3. 自分の看護とむきあう

　これは，最も重要な理念で，看護実践能力の向上，組織役割遂行能力の向上，自己教育力の追求に努力することです。看護観と倫理観を醸成すると共に，個々のキャリア形成の鍵となる価値観や欲求，いわゆるキャリア・アンカー[1]を定め，キャリアデザインを描きながらステップアップを目指し，さらに，後進の育成や教育機関としての指導者の役割を発揮してほしいと考えています。

▶看護部重点目標

　看護部では，理念を遂行させるために，5つの重点目標を掲げています（**表1**）。

▶看護体制・看護方式

　一般病棟7対1看護体制（夜間看護配置体制12対1，急性期看護補助体制25対1）を採用しています。

　また，チームリーダー制プライマリーナーシング方式を採用しています。プライマリーナーシングとは，1人の患者の入院から退院までの期間をプライマリーナース（受け持ち看護師）が責任を持って看護を提供する方式です。プライマリーナースが休日の際には，プライマリーナースの立案した看護計画に基づきアソシエートナース（同一チーム内の看護師）が代行し，24時間切れ目なく安心して治療を受けることができます。

表2	当院の専門看護師，認定看護師，特定行為研修修了者	
		2019年10月現在
	名称	人数
専門看護師	がん看護専門看護師	2
	急性・重症患者看護専門看護師	2
認定看護師	皮膚・排泄ケア認定看護師	2
	感染管理認定看護師	2
	救急看護認定看護師	5
	脳卒中リハビリテーション看護認定看護師	1
	緩和ケア認定看護師	1
	慢性心不全看護認定看護師	1
	集中ケア認定看護師	1
	がん放射線療法看護認定看護師	1
	がん化学療法看護認定看護師	1
	新生児集中ケア認定看護師	1
	精神科認定看護師	1
特定行為研修修了者		5

　病棟では，看護師を2チームに分けており，それぞれにチームリーダーやサブリーダーの役割を担う看護師を決めています。チームリーダー制とは，受け持ち看護師が医師の指示を単独に受けるのではなく，チームリーダーが受けてメンバーと共有するという方法のため，経験年数の浅いメンバーでも安心して医師の指示の目的を理解し実践できます。

　一部の病棟ではPNS（パートナーシップ・ナーシング・システム）®を採用しています。これは，福井大学医学部附属病院が考案したシステムで，2人の看護師がペアを組んで複数の患者を受け持ち，対等な立場で互いに補完しながら責任と成果を共有する方法です。

▶専門看護師，認定看護師，特定行為研修修了者

　各分野，各領域に長期研修受講もしくは進学にて専門性を学習した看護師が複数人存在します（表2）。認定看護師教育課程，看護師特定行為研修の受講については，川崎学園認定看護師等奨学金制度に則り，主に受講料や学習機会をサポートするシステムを有しています。

▶大学院在職進学制度

この制度を利用して就業しながら大学院に進学する看護師をサポートするシステムを有しています。

▶健康管理室

健康管理室は，2017年4月に開設され，当院の健康診断センターの産業医と保健師が職員の健康診断やストレスチェックのほかに職員のこころとからだの健康に関する相談および指導・助言を行っています。

看護師がメンタル不調で長期欠勤となった場合は，リエゾンナース，看護部新人教育担当者，病棟看護管理者と健康管理室の産業医・保健師が定期的に話し合い，復職支援プログラムを活用して，復職支援に導く体制がある。2018年度までに2人の看護師がこの復職支援プログラムを利用しました。

看護部の現任教育体制（平松）

▶教育目的

患者中心の質の高い看護を提供できる看護師の育成

▶教育目標

1．看護師として必要な臨床実践能力の習得・維持・向上のためのキャリア開発支援
2．倫理的配慮のできる看護師の育成
3．自律した社会人としての看護師の育成

▶看護部委員会

看護部では，教育の推進及び業務の円滑化を目指して，看護副主任以上の役職者で構成する各種委員会を設置しています（図1）。2018年度からは，「医療の質保証」「看護の質向上」「人材育成」「プロジェクト」に分類し，効果的な委員会活動を実施できるように変更しました。それぞれの委員会において，教育的活動と業務的活動（業務改善含む）について議論し，実践しています。

図1 看護部委員会

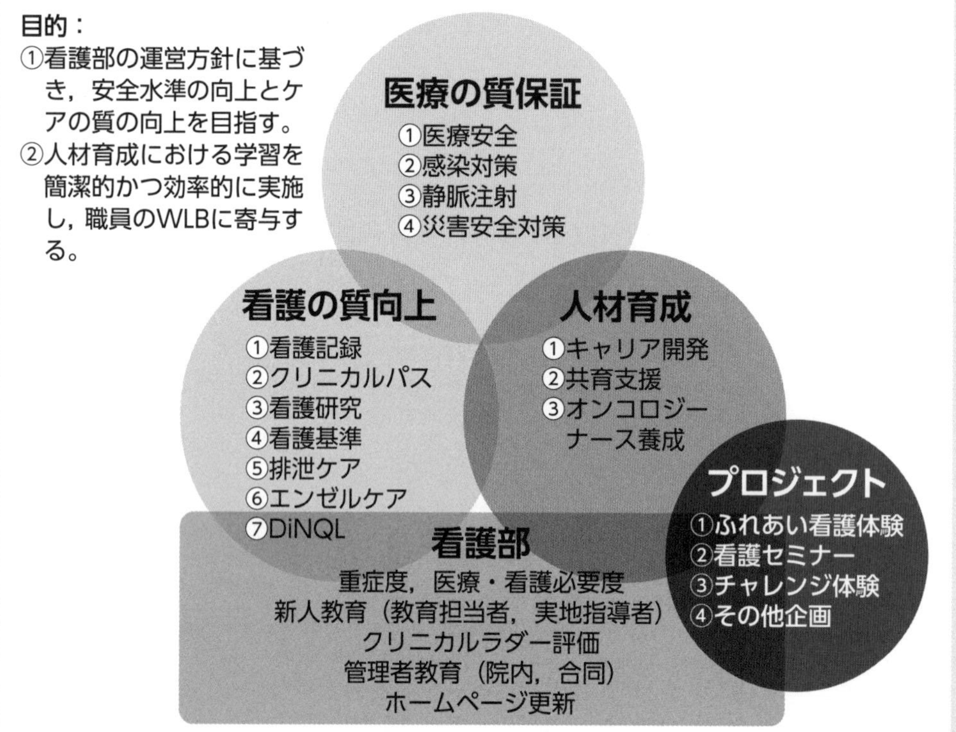

目的：
①看護部の運営方針に基づき，安全水準の向上とケアの質の向上を目指す。
②人材育成における学習を簡潔的かつ効率的に実施し，職員のWLBに寄与する。

医療の質保証
①医療安全
②感染対策
③静脈注射
④災害安全対策

看護の質向上
①看護記録
②クリニカルパス
③看護研究
④看護基準
⑤排泄ケア
⑥エンゼルケア
⑦DiNQL

人材育成
①キャリア開発
②共育支援
③オンコロジーナース養成

プロジェクト
①ふれあい看護体験
②看護セミナー
③チャレンジ体験
④その他企画

看護部
重症度，医療・看護必要度
新人教育（教育担当者，実地指導者）
クリニカルラダー評価
管理者教育（院内，合同）
ホームページ更新

▶新人研修導入の経緯

2010年，看護師の卒後臨床研修の努力義務化を契機に，当院でも入職時研修の内容を刷新することにしました。それまでのオリエンテーション形式の新人研修を，講義と演習を組み合わせた5日間の入職時研修に変更しました。さらに，1カ月ごとにフォローアップ研修（集合研修）を実施し，1年間かけて育成するという新たな新人教育体制を構築しました（詳細は，P.31「看護部が行う新人研修」参照）。

また，厚生労働省より提示された新人看護職員研修ガイドラインを参考に，研修責任者（院内1人），教育担当者（部署1人），実地指導者（部署複数人）を任命し，それぞれ教育担当者研修，実地指導者研修を企画し，新人の教育に携わる看護師の教育と支援の体制を構築しました。

▶川崎プリセプターシップLife

当院の新人に対するプリセプターシップ制度は，2017年4月より「川崎プリセプターシップLife」と呼称を変更しました。Lifeという言葉には，新人の最も重要

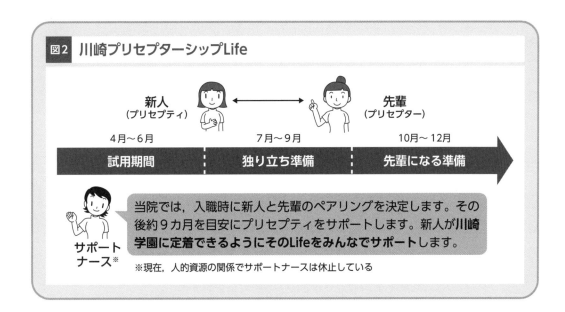

図2 川崎プリセプターシップLife

新人
（プリセプティ）　　　　　　　　　先輩
（プリセプター）

4月〜6月　　　　　　7月〜9月　　　　　10月〜12月

試用期間　　　独り立ち準備　　　先輩になる準備

サポート
ナース※

当院では，入職時に新人と先輩のペアリングを決定します。その
後約9カ月を目安にプリセプティをサポートします。新人が川崎
学園に定着できるようにそのLifeをみんなでサポートします。

※現在，人的資源の関係でサポートナースは休止している

な時期・時間にかかわることから，全員で大事に育てていきたい思いを込めていま
す。新人（以下，プリセプティ）1人に臨床経験3年目以上の先輩（以下，プリセプ
ター）1人を割り当て，職場に適応するために必要となる学習方法や心配事など
の精神面，さらには生活面などをサポートする体制としています（図2）。

　プリセプターは，プリセプティがリアリティーショック（現実の場面で感じる衝
撃反応）に陥ることなく，看護師として必要な基本的姿勢と態度を身につけ，職場
に適応・定着できるように支援しています（資料1，図3）。リアリティーショッ
クに陥った場合は，看護管理者や教育担当者などと相談の上，そのプリセプティに
合った個別な教育プログラムを立案し，自信を回復できるような支援を継続してい
ます。個別な教育プログラムとは，受け持ち患者数や患者イベント（入院受けや手
術出し，手術迎えなど）などをプリセプティが可能な業務量に調整し，段階や目標
を細かに再設定することです。

　看護技術指導に関しては，実地指導者が主な役割を担っていますが，線引きする
ことなく重層的にプリセプティにかかわることを保証しています。

　また，このプリセプターシップ制度を強固なものにするため，プリセプターシッ
プサポートナース（以下，サポートナース）を部署に1人配置していたこともあり
ます（現在，人的資源の関係でこの体制は休止している）。これは，主にプリセプ
ターの支援をする役割を担っており，同時にプリセプティにも配慮したものでした。

プリセプターシップLife評価表

看護師として必要な基本姿勢と態度についての到達目標

所属部署（　　　　　　　　　　） 職員番号（K　　　　　　　　） 氏名（　　　　　　　　　　　）

★	1年以内に到達を目指す項目
到達の目安	Ⅱ：指導の下でできる　Ⅰ：できる
評価の時期	12月⇒到達項目に○をつける

項目		到達目標の内容	到達の目安			評価の時期 12月
看護師としての自覚と責任ある行動	1	①医療倫理・看護倫理に基づき，人間の生命・尊厳を尊重し患者の人権を擁護する	★		Ⅰ	
	2	②看護行為によって患者の生命を脅かす危険性もあることを認識し行動する	★		Ⅰ	
	3	③職業人としての自覚を持ち，倫理に基づいて行動する	★		Ⅰ	
患者の理解と患者・家族との良好な人間関係の確立	4	①患者のニーズを身体・心理・社会的側面から把握する	★		Ⅰ	
	5	②患者を一個人として尊重し，受容的・共感的態度で接する	★		Ⅰ	
	6	③患者・家族に分かりやすい説明を行い，同意を得る	★		Ⅰ	
	7	④家族の意向を把握し，家族にしか担えない役割を判断し支援する	★	Ⅱ		
	8	⑤守秘義務を厳守し，プライバシーに配慮する	★		Ⅰ	
	9	⑥看護は患者中心のサービスであることを認識し，患者・家族に接する	★		Ⅰ	
組織における役割・心構えの理解と適切な行動	10	①病院および看護部の理念を理解し行動する	★		Ⅰ	
	11	②病院および看護部の組織と機能について理解する	★	Ⅱ		
	12	③チーム医療の構成員としての役割を理解し協働する	★	Ⅱ		
	13	④同僚や他の医療従事者と適切なコミュニケーションをとる	★		Ⅰ	
生涯にわたる主体的な自己学習の継続	14	①自己評価および他者評価を踏まえた自己の学習課題を見つける	★		Ⅰ	
	15	②課題の解決に向けて必要な情報を収集し解決に向けて行動する	★	Ⅱ		
	16	③学習の成果を自らの看護実践に活用する	★	Ⅱ		

参考：厚生労働省新人看護職員研修ガイドライン【改訂版】

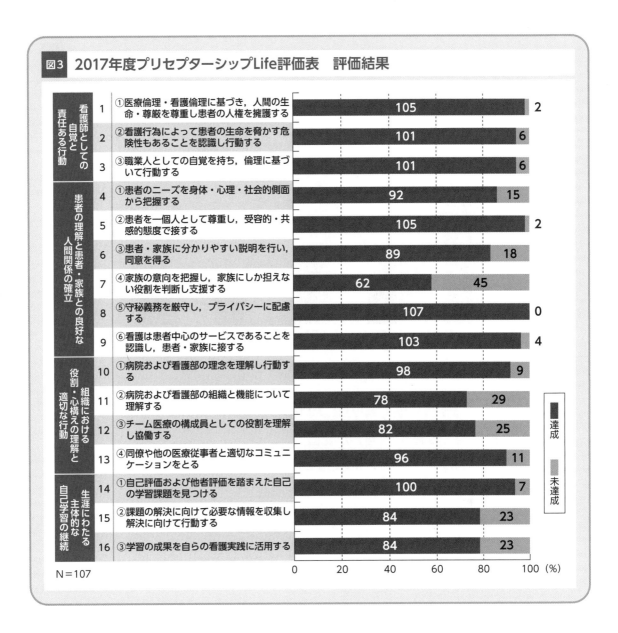

図3 2017年度プリセプターシップLife評価表　評価結果

		達成	未達成
看護師としての自覚と責任ある行動	1 ①医療倫理・看護倫理に基づき，人間の生命・尊厳を尊重し患者の人権を擁護する	105	2
	2 ②看護行為によって患者の生命を脅かす危険性もあることを認識し行動する	101	6
	3 ③職業人としての自覚を持ち，倫理に基づいて行動する	101	6
患者の理解と患者・家族との良好な人間関係の確立	4 ①患者のニーズを身体・心理・社会的側面から把握する	92	15
	5 ②患者を一個人として尊重し，受容的・共感的態度で接する	105	2
	6 ③患者・家族に分かりやすい説明を行い，同意を得る	89	18
	7 ④家族の意向を把握し，家族にしか担えない役割を判断し支援する	62	45
	8 ⑤守秘義務を厳守し，プライバシーに配慮する	107	0
	9 ⑥看護は患者中心のサービスであることを認識し，患者・家族に接する	103	4
組織における役割・心構えの理解と適切な行動	10 ①病院および看護部の理念を理解し行動する	98	9
	11 ②病院および看護部の組織と機能について理解する	78	29
	12 ③チーム医療の構成員としての役割を理解し協働する	82	25
	13 ④同僚や他の医療従事者と適切なコミュニケーションをとる	96	11
生涯にわたる主体的な自己学習の継続	14 ①自己評価および他者評価を踏まえた自己の学習課題を見つける	100	7
	15 ②課題の解決に向けて必要な情報を収集し解決に向けて行動する	84	23
	16 ③学習の成果を自らの看護実践に活用する	84	23

N＝107

0　　20　　40　　60　　80　　100 (%)

新人離職対策（平松）

▶当院の新人離職状況

　当院の新人離職状況を**図4**に示します。

　2016年度に初めて10.6％と高値を示しました。12人の離職者のうち，年度末離職者は助産師進学2人，地元で就職2人の計4人でした。年度途中の離職者は8人で，そのうち2人は妊娠・結婚，転居で物理的に継続困難であり，残りの6人の離職理由は，看護師になりたくなかった1人，家族介護のため1人，メンタル不調4人でした。

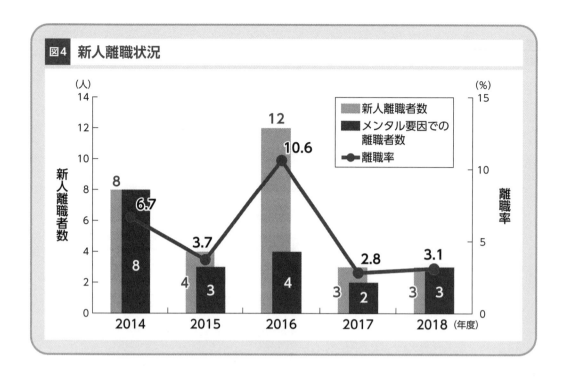

図4 新人離職状況

▶メンタル不調者の離職防止対策

看護部長付参与（教育担当者）の配置

　それまでの体制の中で，重層的に支援を行ったにもかかわらず，メンタル不調者を職場復帰させることができなかったことを契機として，2017年4月，看護教育ベテランの看護師長（看護部長付参与）を看護管理室に配置することになりました。主に，新人教育および新人教育にかかわる教育担当者，実地指導者の教育を担当しており，リエゾンナースと協働しながら役割を発揮してくれています。

　定期的な部署訪問では，実際の新人の業務方法の確認およびOJTの観察を行い，新人の表情や反応をキャッチしています。

　これらの対策によって，新人の離職率は2017年度2.8％，2018年度3.1％と低値を示し，部署の教育体制や支援方法が理解でき，早期の対処につながっていると評価しています。

部署配属の希望が叶う

　当院では，採用面接の履歴書に就職希望部署を3部署記入するようにしており，ほぼ希望が叶うように配置しています。これは，前々看護部長の時代より実施している方法で，やりたい看護もしくは得意な看護からスタートできるというモチベーション効果を狙っています。希望部署を経年比較すると，採用当時のテレビ番組が大きく影響していることを感じます。

個々の性格・背景に配慮した支援

　さまざまな対策を行っても，新人が職場に適応できないケースをゼロにすることはできません。当院の新人離職対策の中で，職場復帰できるケースもあれば，残念ながら年度途中で退職に至るケースもあります。そのプロセスにおいて，看護管理者や教育担当者，実地指導者，プリセプターナース，リエゾンナース，看護部のかかわりや働きかけだけではなく，新人の性格や背景も影響してきます。そのようなケースを次に述べます。

①本当は看護師にはなりたくなかったという新人のケース

　彼らは，入職後早々「やはり自分の描いた将来像ではなかった」と別の道に進むことを決めており，潔く退職を申し出てきます。看護大学受験時より，看護師になりたいとは思っていなかったと話します。このようなケースには私たちも困惑しますが，仕方のないケースだと割り切っています。余計なお世話ですが，看護師になりたくない状況で過酷な臨地実習を修了するには，かなりの努力と気力が必要だったのではないかと推察します。方向転換は早期の方がよいので，転職後の活躍を応援しようと考えることにしています。

②他部署へのローテーションで看護を継続できる新人のケース

　これは，看護を継続していきたい気持ちはあるが，今の部署では継続困難と考え悩んでいるケースです。入職時には希望していた部署であり，やりたい看護を学習できる環境にあるのですが，看護の複雑さやイメージとは異なる業務内容などで自信を喪失してくると，モチベーションが低下します。看護という仕事からは離れたくないので，退職を希望することはありませんが，このまま継続するのは困難と判断した場合は，看護部長が面談を設定します。

　面談では，現状を確認して，その新人の看護に対する情熱を把握します。特に，看護部の理念である「自分自身とむきあう」「患者とむきあう」「自分の看護とむきあう」においてどのようにむきあっているか，もしくはむきあおうとしているかを語ってもらい，今後の方向性を一緒に考えるようにしています。

～1年目8月よりローテーションした看護師Aさんの体験より～

　Aさんは，ある年の4月に希望どおりの部署に入職しました。この部署は，看護が複雑であることや在院日数が短く（平均在院日数は17.8日）展開が速いという特徴があることも理解していましたが，自分ならできると思っていま

した。しかし，いざ配属されてみると，この展開の速さについていけないこと，患者の入れ替わりが激しく思ったようにできないことから，自信喪失となりメンタル不調を来しました。

しばらく休養した後，看護部長による面談を実施しました。面談時のＡさんは，表情は硬かったものの，いくつか質問していくうちにやりたい看護について熱く語りはじめました。Ａさんの自信喪失の原因が展開の速さであることから，最初に配属された部署より展開のゆっくりとした部署（平均在院日数31.3日）で再挑戦することとなりました。

Ａさんは，現在も異動した部署で元気に働いています。患者とゆっくりかかわれることで充実しており，やりがいにつながっているそうです。異動した部署での再挑戦は，気がかりなことも多くありましたが，看護管理者はじめスタッフが温かく受け入れてくれたことで，再挑戦のスタートがうまく切れたと笑顔で話してくれました。

ただ，このような成功ケースばかりではなく，異動先の部署でも自信を回復できず退職に至ったケースや，2度の異動を経て何とか自信を回復できたケースもあり，そのプロセスは多様です。当院のように多くの看護単位がない病院でも，その新人に看護に対する情熱と再挑戦に対する覚悟さえあれば，職場環境を変えるという方法は，新人の離職対策には最適な方法であると考えます。

③メンタル不調で診断書が提出される新人のケース

入職時と比較して体重減少を認める場合には，食欲低下や不眠などを発症しており，メンタル不調が明らかです。このケースでは，プリセプターやリエゾンナースに相談している場合と，身体症状の出現以降にこちらから働きかけ介入を開始する場合とに分かれます。新人は，SOSを発信できるタイプとなかなか発信できないタイプに分かれ，性格やストレス対処能力および対処方法によって，そのプロセスは多様です。

メンタル不調の原因は，自分の知識やスキルに自信を失った場合や他の新人より自分が劣っていると感じた場合が多いのですが，時に先輩の不適切な発言を契機にメンタル不調に陥ることもあります。新人への対応について，先輩としての理解と学習が必要であり，教育担当者研修や実地指導者研修内で教育を強化しているところです。

2017年度以降は，長期間欠勤する新人には，先述した健康管理室での産業医と保健師による職場復帰プログラム（**資料1**，P.58）を活用して，専門的な介入を実施しています。

新人支援・教育体制 (佐藤)

　新人研修は，保健師助産師看護師法と看護師等の人材確保の促進に関する法律の一部改正により，2010年4月から努力義務化となり，当院でも人材育成と新人研修を充実させるための体制づくりとして，教育担当者，実地指導者が部署ごとに任命され活動しています。

　当院の近年の新人教育支援体制は，「患者中心の質の高い看護が提供できる看護師を育成する」という教育目的の下，プリセプターナースを配置し教育支援を行ってきました。その後，プリセプターナースの負担軽減のためプリセプターサポートナースを配置し，2010年の新人研修ガイドラインの提示以降は，教育担当者，実地指導者を部署ごとで任命し，定期的に院内研修を行い，教育担当者が新人の教育の企画・運営を中心に行えるようにしました。また，実地指導者，プリセプターと連携し臨床実践能力が高まるように，教えられた人が教える側になる，いわゆる屋根瓦方式教育体制でチームでの教育支援に努めてきました。その結果，近年の新人の離職率は全国平均7.8%の横ばいに比べると低く（図4，P.28），新人の定着につながっていると考えます。

▶看護部が行う新人研修 (資料2)

方針と目的

　新人研修は，新卒看護師としての基本的臨床実践能力を獲得するための研修としており，次の6つの方針を定めています。

1．所属部署，看護部全体，病院全体による組織的に屋根瓦方式で新人をサポートし，全員が新人教育に関する役割を担う
2．看護師としての臨床実践能力を修得することを目的とした研修内容とする
3．新人の集合教育として，節目ごとにフォローアップ研修を行う
4．各部署に教育担当者1人と実地指導者，プリセプター数人を配置する
5．実地指導者の配置人数は，看護単位責任者が部署の実情に合わせて決定する
6．教育担当者は，所属部署における新人教育の企画，運営を中心となって行う

　新人には，自立して個人の到達度や今後の目標を定め，主体的に到達目標に向かって行動することを求めており，まずは基本的な看護手順に従い，必要に応じ助言を得ながら，一つひとつの手順を身につけていくこととしています。

資料2 新人研修

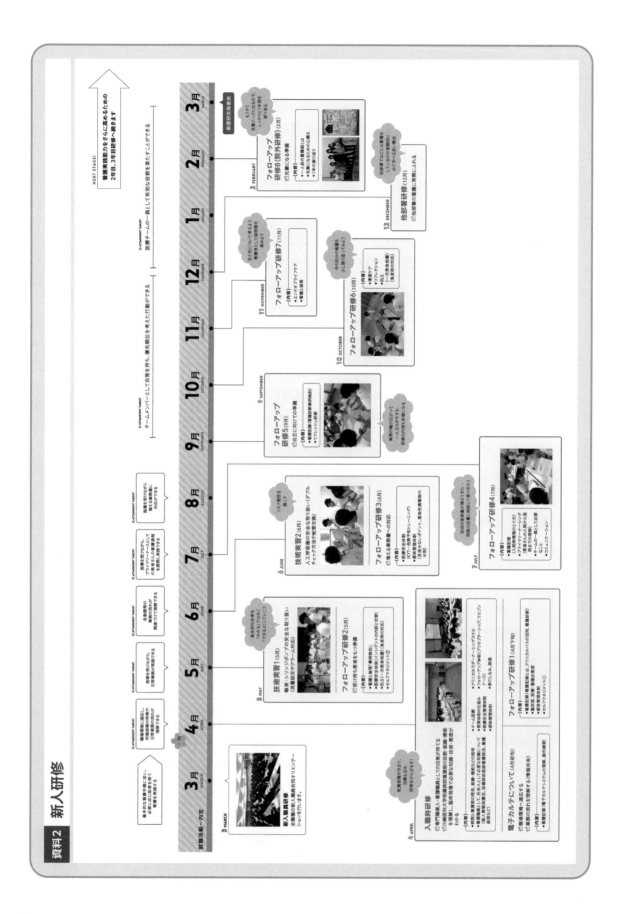

表3	当院の新人研修における入職時研修の到達目標・月間目標

入職時研修の到達目標

1．専門職業人・看護師としての自覚が持てる
2．看護部の役割・組織・機能を理解できる
3．川崎医科大学附属病院の看護師として必要な知識・技術・態度を理解できる

月間目標

4月：職場環境に適応し，所属部署の特徴や日常業務の流れが理解できる
5月：指導を受けながら，日常業務が実践できる
6月：各勤務帯の業務の流れが関連づけて理解できる
7月：指導を受けながら，プライマリーナースとして患者の看護過程を展開し実践できる
8月：指導を受けながら増える業務量に対応できる
9〜12月：チームメンバーとして自覚を持ち，優先順位を考えた行動ができる
1〜3月：医療チームの一員として有効な役割を果たすことができる

　表3の入職時研修の到達目標と月間目標を基準とし，各部署の特徴に応じて部署ごとの目標，新人ごとの個人目標を立て，実施・評価を行っています。

集合教育

　年間の集合教育は，看護部委員会が担当し，4月に看護倫理，医療安全，感染防止，看護記録，医療機器，セルフマネジメントなどの基本を主に座学で学びます。さらに，専門的な知識を実践的に学ぶためにフォローアップ研修（**写真1**）を年に8〜10回行います。例えば，ME機器の知識と安全な取り扱いについては臨床工学技師に講義を依頼するなどし，事例検討を中心とし，グループワークを通して受講者同士の学び合いが成り立つよう努めています。

　メンタルヘルスケアについてもフォローアップ研修に組み込んでいます。近年の傾向として，就職後の連休明け，3カ月後，半年後に落ち込み傾向になるため，セルフマネジメント研修を公認心理師の協力のもと，年3回（4月，5月，10月）実施しています。新人一人ひとりに合ったメンタル面への支援は，研修だけでは困難であるため，当院にはいつでも相談できるリエゾンナースが存在し，専門医の紹介，職場復帰支援などの役割を担っています。新人自らが相談するだけでなく，部署で気になる新人のことを相談することもできます。看護師はストレスの高い職業であるため，新人がセルフマネジメントしながら看護の仕事と向き合い成長できるように連携・調整し，共に支援を行っています。

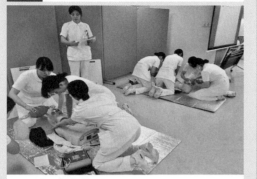

写真1	フォローアップ研修の風景

救急看護認定看護師によるBLSの演習

写真2	臨床教育研修センターを利用したOJT

臨床教育研修センターの活用

　部署内教育（On The Job Training：OJT）では，教育担当者，実地指導者，プリセプターを中心としてチーム全員で支援し，基礎看護技術や部署特有の専門技術を習得できるように努めています。当院は，臨床教育研修センターという充実した教育設備環境が整っており，シミュレーション教育もできるため，各部署で計画的に活用しています（**写真2**）。

他部署研修

　11月下旬から12月中旬までの期間に，配属された部署を離れ他部署で業務を4日間経験する他部署研修を，看護単位責任者と連携・調整して行っています。

　新人を組織で育てる文化の醸成，自分の所属している部署では経験できないケアの見学，実施を通して臨床看護実践能力の向上につなげることを目的とし，具体的には**表4**のような効果を期待しています。

　他部署研修では，**表5**のような学びが得られています。他部署研修で学べたことについてはレポートとしてまとめ，研修先の部署へ学びと成果を伝えています。新人のためだけの研修ではなく，他部署の新人を数日間受け入れる中で，組織全員で新人を育てる意識を向上させる研修の一つと考えています。

院外研修

　新人が2年目になる前の2月に1日を通して，川崎学園内の医療福祉大学臨床心理学科の谷原弘之教授を講師として**表6**のような研修を行っています（**写真3**）。

　日常業務から離れた環境の中で行う研修では，冷静に客観的に自己と向き合い，振り返りと成長できた実感を得ることができています。同期同士でのグループワー

表4	他部署研修の目標

1. 研修前に研修場所の確認，事前学習を主体的に行うことができる
2. 自らの臨床実践能力の課題を明確にし，積極的な姿勢で臨むことができる
3. 目標を持ち担当指導看護師と共に行動する
4. 他部署の特徴，役割，対象の状態に合わせた看護を学ぶことができる
5. 研修中の疑問，考えたことについて積極的に発言することができる
6. 研修中にかかわる対象者の守秘義務を遵守し，個人情報の保護に努めることができる

表5	他部署研修参加者の感想

- 患者への治療方針の説明では，患者自身の覚悟が必要であり，患者の気持ちが整うのを待って家族，医療チームへと方針を共有していく過程がとても勉強になった。

- 他部署研修を経験することで，今後は，患者の経過を包括的に把握できるよう広い視野と知識を習得していかなければならないと感じた。

- 普段の看護の中でモニター上の変化や尿量などから変化を見つけることが多かった。患者の表情や話し方からも変化を見つけるため，しっかりと患者と向き合ってコミュニケーションをとっていこうと感じた。

- 自部署とは，全く違う環境を見ることができた。雰囲気も業務の進み方も違ってはいたが，看護や声かけは患者の療養にとってより良いものを提供したいと考えたものであり，その思いはどこの部署でも同じだということが分かった。

- 患者や患者家族の意思，患者の行動で困ったことなどを医師や担当リハビリテーションに相談し，患者を中心にした看護を行っており，多職種との連携を大切にする重要性を改めて感じた。

- 退院に向けての患者一人ひとりのゴールは違うため，看護師や患者にかかわる医療者の情報提供の大切さ，チーム医療を行う大切さを学ぶことができた。

- 言語的コミュニケーションが難しい人や整形外科の手術後で移動に介助が必要な人とのかかわりは，自分の病棟では経験できない貴重な体験であった。

- 患者に「ここに入院して，看てもらえて良かった」と入院生活を気持ちよく感じてもらえるような看護ができるよう努めていきたい。

表6	院外研修の目的と目標

目的
1. 新人が自分自身の仕事に対するリフレクションを行い，自己成長につなげられる受けとめ方を学習する
2. チーム活動を通して得ている成長ややりがい感を確認できる
3. 2年目に向けて専門職業人として自立できる

目標
1. 体験学習におけるリフレクションの重要性とその進め方を学ぶ
2. 成功体験から学べたことを確認できる
3. 失敗体験から学べたことを確認できる
4. 他者からのフィードバックを自己成長につなげることができる
5. 2年目の看護師としてのあり方を考える

クでは，自分の1年間のエピソードを語り，他者の学びの語りを聞くことで，互いに共感，尊重し，新たな課題を持ち，先輩ナースになる自覚と責任が芽生えてきます。その瞬間を目の当たりにし，喜ばしく思えます。

また，4月に就職してくる後輩に向けてのメッセージを書いてもらっています（**写真4**）。就職し

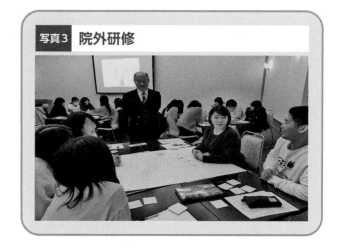

写真3　院外研修

たばかりの新人は，先輩からのメッセージカードを受け取り，不安と緊張の中で目を通しますが，読後はホッと和らぎ希望に満ちた眼差しに変わります。後輩に送る言葉を考えメッセージカードを書くことで，後輩に向けての愛情と先輩になるという自覚ができると考えています。2年目を迎える前に初心に戻れる瞬間とも言える貴重な研修と感じています。

＊　　＊　　＊

当院は，採用人数が多く，新人の配属部署は，高度救命救急センター（超急性期），急性期，回復期，慢性期，心療科とさまざまであり，1年間の集合研修を企画・運営して，部署教育の重要性を改めて実感しています。自部署以外の同期同士が学び

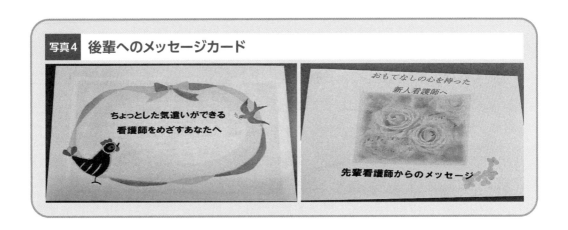

写真4 後輩へのメッセージカード

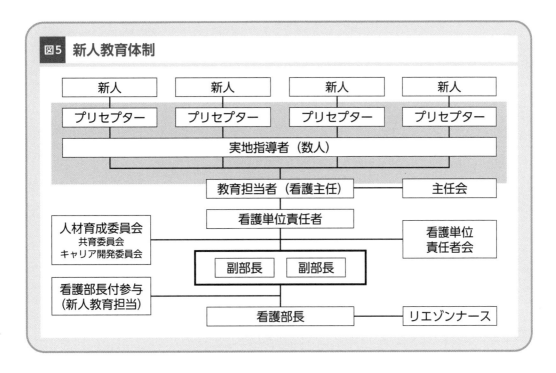

図5 新人教育体制

合う集合研修の意義はあり，継続する予定ですが，時間の制約のある中での研修は限界があり，研修内容や方法を検討する必要があると考えています。

▶部署での研修

　1つの部署に平均4〜8人の新人が配属されます。新人1人につきプリセプター1人，実地指導者は部署ごとで数人決定されます。教育担当者は，主に部署の看護主任，看護副主任のいずれか1人を配置しています（図5）。

　教育担当者の役割は，看護部の新人の教育方針に基づき，各部署で実施される研修の企画・運営の中心となり，実地指導者・プリセプターへの助言および指導，時

には，新人へ指導・評価を行うことです。

　実地指導者は，新人に対して，臨床実践に関する実地指導，評価などを行い，職場適応に向けてプリセプターと協力して教育を担当しています。

　プリセプターは，新人の最も身近な存在として，その気持ちを理解し，リアリティショックに陥ることなく，看護師として必要な基本的姿勢と態度を身につけ職場に適応・定着できるよう支援・教育を行うことを役割としています。

　看護単位責任者（看護師長もしくは看護副師長）は，新人の職場適応状況を把握し，目標達成に向けての動機づけおよび指導・支援，教育担当者への助言・指導，所属部署の全看護師が効果的に教育・指導・支援を行えるように環境を調整する役割を担っています。

　当院では前述のとおり，プリセプター制度を「川崎プリセプターシップLife」（P.24）と称し，新人の職業人生にとって，とても重要なかかわりと認識して取り組んでいます。新人の相談相手としてプリセプターを配置し，仕事の仕方や学習方法のほか，精神面や生活面などについても相談に乗り，支援を行います。その際，ハラスメントにならない言動，認める言動，尊重した態度で助言・指導するなどに配慮しています。

　新人とプリセプターの支援は，チーム全体で継続的に行うことを大事にしています（**写真5**）。チーム全体で新人を育てようという意識が高くなることにつながっています。

▶部署訪問〜新人との対話とフィードバック

　近年の看護師の教育背景，価値観は多様化し，新人一人ひとりの能力に応じた教育支援をしていくことは容易ではなく，教育支援体者側の指導力向上への課題を感じています。

　私は，看護基礎教育の教育経験を経て，2017年度から当院に勤務し，主に新人教育と人材育成に関する役割を担ってきました。まず，新人研修と現任看護師研修についての現状を把握し，新人研修と新人支援者側の集合研修が部署ごとでどのように生かされているのか成果と課題を見いだし，より良い部署内教育について検討していきたいと考えました。

　新人がどのように指導・助言を受け，看護実践につなげているのかについて，新人の看護実践に同行し，ありのままを観ることも重要ではないかと考え，看護部長

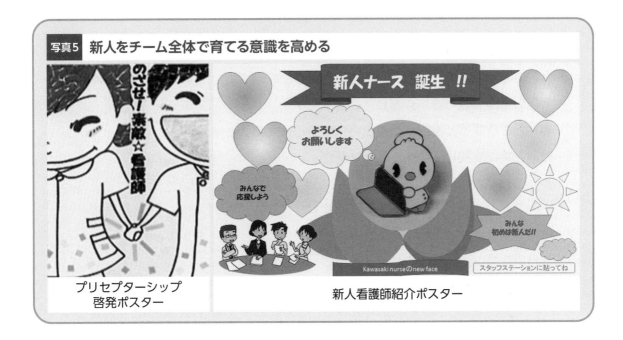

写真5 新人をチーム全体で育てる意識を高める

プリセプターシップ
啓発ポスター

新人看護師紹介ポスター

表7 部署訪問の目的

1. 今年度の新人の研修の成果，課題を見いだし次年度の研修内容，研修方法を検討する
2. 新人育成の教育実践にかかわる担当者と課題を明確にする
3. 新人教育の現状と課題を明らかにする

および看護単位責任者会議で**表7**の目的を提示し了解を得て，「部署訪問」という名称で新人の看護実践の現状を把握しています。

　具体的には次のように参加観察法で行っています。

1. 了解を得て，部署ごとに2〜3日間新人の看護実践場面に同行する
2. 新人へ指導・支援する教育担当者，実地指導者，プリセプターと共に行動する

　看護単位責任者と日程を調整し，約1年間で全部署，過半数の新人に行いました。

　部署訪問を行い，個々の新人と向き合う時に大事にしていることは，看護部の理念である責任感のある質の高い看護を提供していくために「自分自身とむきあう」「患者とむきあう」「自分の看護とむきあう」という3つの理念と関連づけながら振り返ることです。新人の同行後は個別面談を行い，次のポイントを重視し確認しています。

- 大事にしている看護は何か
- 今日の看護実践で，大事にしている看護を実践できたか。それはどのような看護か
- 今日の看護実践で難しく感じたことは何か
- もっとこうすると良かったかもしれないと考えたことは何か
- 先輩と共に実践して学べたことは何か

そして，私からは新人に次のことを伝え，対話を通して経験の意味づけとなるフィードバックを目指しています（図6）。

- 良かった場面と思えた看護実践のこと
- 気づいたこと，率直に感じたこと

新人は，「患者の命とむきあい，救うこと」「患者家族の立場で看護を行うこと」「患者・家族が安心できる看護」「常に全体を把握し，冷静にチームのことを考えて分析すること」「日々振り返ること」「患者のQOLを考えた看護」「その人の希望に応じられる看護」などを学んでいました。

「自分の考え，感じたことを言語化することが難しい」「他者と比較しネガティブになりやすい」「成長を確認できにくい」などの傾向がある新人もいるため，自己肯定感を向上できる教育環境を調整していく必要性もあると考えています。

また，各部署のスタッフとのコミュニケーションも大切であり，情報を共有すること，共にあるという連帯感は忘れてはならないと思っています。新人を指導していた先輩に対しても，良かった指導場面を伝え，次に少し気になった指導場面については，どのような考えで指導・助言したのかを確認しています。指導の意図を聞く中で，新人の良いところと課題を明確にとらえて指導している頼もしい先輩もいます。時に，新人のできていないことに注目しがちであったり，要領の良さを認めていたりするケースもあるため，状況に応じて

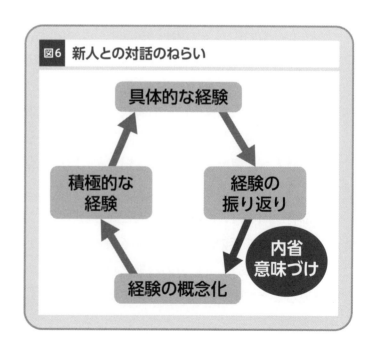

図6 新人との対話のねらい

具体的な経験

経験の振り返り

内省 意味づけ

経験の概念化

積極的な経験

指導方法を提案しています。助言内容については，部署の看護単位責任者に報告しています。

　こうした部署訪問から，新人自身の課題として，安楽な清潔ケア，フィジカルアセスメント力，患者を尊重した態度についての課題を見いだすことができました。これらの課題は，新人のみならず，教える側の先輩（主に2〜7年目の看護師）の影響も考えられました。患者にとって質の高い看護を提供するためには，新人の教育支援者側の指導力を向上していける教育環境を調整していくことも重要な課題の一つです。

指導者研修

　新人の教育支援者の役割を担っている教育担当者，実地指導者，プリセプターを対象に院内研修を年3回行っています。研修は時間外に行われ，講義と情報共有が中心でした。2018年度までの教育支援者のための研修がOJTに生かされているのかを把握するために聞き取りを行ったところ，**表8**のような課題が挙がり，プリセプターからは"本当にこれでよいのだろうか"という戸惑いが感じられました。

　当院の教育設備は充実しており，クリニカルラダーに応じた研修，専門看護師・

表8	教育支援者のための研修における課題
教育担当者	・新人個々に合った指導・評価が難しい ・タイムリーな指導ができていない ・院内研修とOJTが連動できていない ・チームでの共有ができていない ・指導方法について実地指導者と話し合いができていない ・新人に重きを置き，実地指導者の指導，支援が不十分であった
実地指導者	・指導者によって新人の技術評価の差があるのではないか ・役割がない中堅看護師へ新人指導について共通理解が得られにくい ・できない新人への指導が難しい
プリセプター	・勤務がほとんど違うため本当に困っていることに対応できているか不安である ・一緒の勤務の時は，できていること，できていないことについて確認と相談に応じている ・困ったことはないか聞くと，「大丈夫です」と言うのでそれ以上聞いてない

認定看護師からの研修が企画・運営されています。自己研鑽の機会や，継続教育を受ける機会に恵まれ，自主的に学べる教育環境は整っています。

しかし，院内研修後は本人や部署ごとに委ねられ，成長や成果を確認しづらい環境にあることが課題と考えられました。また，日常業務内での教育であるOJTが不十分であり，経験を意味づける効果的なフィードバックができるよう，教育支援者に対する教育も課題の一つであると考えられました。

これら課題を基に，2019年度から取り組んでいることを紹介します。

▶教育担当者教育

看護師には医療を取り巻く変化に伴い，個々の多様なニーズに応じた質の高い看護が求められている中，新人の教育背景や価値観は多様化し，一人ひとりの能力に応じた教育支援を行うことは容易ではありません。新人やスタッフ（看護師，介護福祉士，看護助手など）を育成していく上で，部署の教育担当者は教育企画・運営の中心であり，要となる存在です。そのため，教育担当者のスタッフへの教育的かかわりは重要です。

しかし，教育担当者自身も「新人個々に合った計画立案や教育ができにくい」「スタッフへの指導や支援が不十分」「看護観を語ることが困難」などを課題としています。また，院内研修後は，本人の自己研鑽や部署ごとの教育に委ねられ，成長や成果を確認できにくい環境にありました。

そこで，教育担当者自身が主体的に教育を実践し，自信を持って新人，指導看護師へ教育的にかかわることができ，部署ごとの指導力が高められる教育支援体制を整えていくことを2019年度の目標としました。また，教育担当者に注目したのは，2025年に看護管理者となる人材育成につながるためでもあります。現在の新人が2025年には7年目，2035年には17年目となるため，その時のリーダーを教育できる人材を育成したいからです。

教育担当者の果たすべき役割に対し，看護管理者らが教育に特化した能力強化の整備の必要性[2]，役割モデルとなり教育担当者が内省できる機会をつくる必要性[3]が示唆されています。

教育担当者のレディネスは多様であるため，教育担当者がうまくいった，あるいは実践することが困難と感じている役割について，教育担当者自身がその事象をどう理解し対応したのかというその根拠や帰結したことを丁寧に聞き取ることが重要

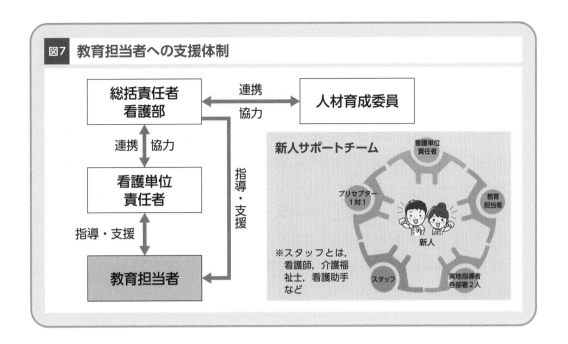

図7　教育担当者への支援体制

総括責任者
看護部　──連携　協力──　人材育成委員

連携　協力

看護単位
責任者

指導・支援

教育担当者

指導・支援

新人サポートチーム

看護単位責任者

プリセプター1対1

教育担当者

新人

スタッフ

実地指導者各部署2人

※スタッフとは，看護師，介護福祉士，看護助手など

であると考えています。

　そして，教育担当者の役割を支援する上で，研修責任者や教育担当者の上司らが教育担当者の役割の実践状況を詳細に把握し，必要な支援を明確にしていきたいと考えています。そのため，教育担当者能力評価票という一つの指標を基に2019年度は，自己教育力の向上と教育担当者を支援する側，主に看護師長と看護副師長の指導・支援する能力を向上する目的のもと，研修を実施しました（図7）。

　2019年度からの取り組みであるため，成果として十分に述べることはできませんが，教育担当者個々に合った具体的な指導・支援方法を看護師長・看護副師長と共に話し合い，考える機会は増えています。これらは，部署ごとの教育環境の課題を見いだし課題解決につなげられると考えています。そして，新人教育を取り巻く環境を改善し，質の高い看護実践を患者・家族へ提供できることにもつながるプラスの連鎖を目指していきたいと考えています。

　これからの新人教育を検討する上で，新人のレディネスとニーズに合った教育・支援を行うためには，教育支援者側への教育はさらに重要となります。質の高い看護を提供するためには質の高い教育が求められるため，これまで以上に新人を教育する側の教育について考えていきたいと思っています。

　常に「本当にこれでよいのだろうか」というクリティカルシンキングと「当院の看護方針はこれでよいのだ」と信じる気持ちのバランスを保ちながら，看護実践教育について真摯に向き合っていきます。

▶臨地実習指導体制

　当院は，川崎学園内だけでなく学園外の施設からも臨地実習施設として多くの看護学生（以下，学生）を受け入れています。川崎学園内の川崎医療短期大学，川崎医療福祉大学，旭川荘厚生専門学院の3校にとって当院は主たる臨地実習施設です。年3回，3校合同会議が開催され，学生の状況と実習配置表に関することを検討しています。

　指導者会議については，それぞれの大学，専門学校側が主催し，今年度の臨地実習目的，目標，学生の傾向と課題，各看護学実習における学生の学びと反省，課題の報告，臨床指導者側に求めることなど，学生にとって効果的な臨地実習に向けての会議を年3回行っています。

　多い時は1つの部署に約10人の学生を受け入れています。学生にとって効果的な実習となっているのかについては課題があり，職員にとっても業務と教育の多重責務によるストレスは大きいと考えています。私には，臨地実習に関する役割があるため，部署ラウンド時には，臨地実習指導について，大学，短期大学，専門学校の実習調整者役割の教員と情報を共有し，教育側の考えと臨床側の教育の考え方のズレが生じている場合は早急に対応できるよう努めています。

　1つの部署に1人以上の教員が配置されているため，連携・調整を行いやすい環境にはありますが，十分に連携・調整できるよう教育環境を調整していくことも今後の課題です。

　2009年に看護基礎教育におけるカリキュラム改正があり，看護基礎教育と就職後の乖離が少なくなるように統合分野が追加され各看護大学，各専門学校などで目的に応じた臨地看護学実習を行ってきました。しかし，カリキュラム改正後の看護基礎教育は，就職後の新人にとってリアリティーショック，ギャップは改善されているのだろうかと疑問に思うところです。看護基礎教育から臨床実践教育へうまくつないでいくことと，バトンを受けた臨床側は継続教育に関する認識を高めることが必要であると考えます。2022年のカリキュラム改正時は，看護基礎教育の課題と臨床現場教育の課題が，これからの社会情勢，人口構造の変化からますます大きくなると予想されます。社会が求めている看護師の能力を身につけていけるよう臨床側も常に社会の変化や教育のあり方について研ぎ澄まし，学習する組織として発展するよう努めていく必要があります。

　2018年度一般社団法人日本看護系大学協議会定時総会の「看護系大学の現状と

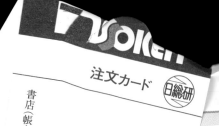

実習を受け入れている責任と役割

実習期間，学習の機会と環境を提供する。

実習目的・目標を把握し，施設のスタッフに伝達する。

対象者に十分説明を行い，了解・協力を得る。

対象者へのケアに責任を持ち，対象者に焦点を当てた立場で学生指導にあたる。

5．対象へ安心してケアが行えるよう援助する。

6．学生の疑問・質問に対して実践的な助言をする。

7．学生の理解を促す話し合いの場を提供する。

8．対象者へ直接的ケアを通じて役割モデルとなる。

課題」では，「臨地実習は，看護の知識・技術を統合し，実践へ適用する能力を育成する教育方法のひとつです。看護系人材として求められる基本的な資質と能力を常に意識しながら多様な場，多様な人が対象となる実習に臨む。その中で知識・技術の統合を図り，看護の受け手との関係形成やチーム医療において必要な対人関係能力や倫理観を養うとともに，看護専門職としての自己の在り方を省察する能力を身につける」と述べられています[4]。

当院では，臨地実習を受け入れている責任と役割について，文部科学省の臨地実習指導体制と新卒者の支援を参考にし，表9の8つを掲げています。

学生には教育を受ける権利，患者には適切な看護を受ける権利を保障する必要があるため，常に実習指導者と教員の密な連携と調整が重要であると考えています。

近年の学生が臨地実習で直面しやすいストレスや困難さについて，「指導内容の違いに戸惑う」「看護師が忙しそうで報告ができない」「適切な指導や助言が得られない」「学生に対し看護師の言葉や態度が冷たいと感じる」「患者の状況に合わせて安全，安楽に看護を提供すること」「未知の体験への緊張，不安」などが文献や当院の指導者会議などでも報告されています。

文献によると，学生が臨床実習で体験する倫理的ジレンマとしては，「看護師の不潔な援助」「プライバシーの配慮のない援助」「学生に対する無視」など看護師や医師の患者に対するケアと医療処置に関することや患者に対する態度や言動などが報告されています[5]。

表10	臨地実習指導者に求められている能力

1. 看護教育における実習の意義，実習目標，実習内容を選定できる。
2. 臨地実習指導を意図的，計画的に実践できる。
3. 臨地実習の評価を行い，臨地実習の改善に向けて活用することができる。
4. 学生を個人および集団として理解できる。
5. 学生が患者（対象）およびスタッフとの円滑な関係が形成できるように指導・助言できる。
6. 学生にとって望ましい学習環境を整えることができる。
7. 学校および他職種との連携・調整ができる。
8. 看護教育の特性を理解し，自己の教育観を明確にできる。

そして，臨地実習指導者に求められている能力は，**表10**のとおりです。

これらの求められる能力を身につけていくためには臨地実習指導者の役割を担えるような教育・支援も必要となります。臨床側は，実習生を引き受ける責任において常に基礎看護教育の教育内容と学生のレディネスの理解をしていかなければなりません。

実習指導者の基礎となる能力は，組織のリーダーとしての能力と同じだと考えます。それは，クリニカルラダーの考えを基本とします。当院では，2018年度からJNAラダーを基準とし看護実践能力を向上できるよう取り組んでいます。レベルⅢ以上の看護師を多く育成するという目標があり，実習指導者としてもJNAラダーレベルⅢ以上が望ましいと考えています。

また，臨地実習では学生と指導者である個人がどうかかわるかが重要です。指導する側の個の人間的な豊かさは，知識の深さだけではなく自己理解，自己洞察，自己開示の幅に通じています。看護実践能力向上のための知識，技術の習得と人間関係やリーダーシップ能力，自己洞察力を磨いていけるような研修も必要と考えます。

現在，院内では臨床実習指導者のための研修を行っていませんが，2015年から川崎医科大学附属病院と川崎医科大学総合医療センター合同で，臨床実習指導にも生かされている「ひまわり研修」という中堅看護師研修を行っています。両病院の中堅看護師が自施設を離れて，それぞれの病院の希望部署で実地研修を行うもので，実践能力および後輩指導方法の向上を目的としています。研修期間は10～11

売上カード

発行所 日総研出版

書名 今どきナースを育てる分支援体制と個別対応

編著 谷原弘之

商品番号 1906

定価3,520円
（本体3,200円＋税10%）

取引コード 6325

〒453-0017
名古屋市中村区
則武本通1-38
日総研グループ緑ビル
日総研お客様センター
電話 052(483)7311(代)
FAX 052(483)7336

ISBN978-4-7760-1906-0
C3047 ¥3200E

9784776019060

月の２カ月間で，そのうちの５日間で研修生は平均10人前後の人事交流を行い，研修部署からの学びや自部署の良い点・改善点を明確にできています。12月には研修生と研修受け入れ者合同の研修会を開催し，川崎医科大学総合医療センターの看護部長参与である山田佐登美氏から「臨床看護の専門性と価値づくり」の講義を受け，テーマに沿ったグルーワークから学びを言語化します。これは，「他者を大切にすること」「他者を尊重すること」「他者と承認し合うこと」の重要性を再認識することにつながっています。研修名を「ひまわり」としている由来は，ひまわりの「崇拝＝あなたは素晴らしい」という花言葉にちなみ，両病院の素晴らしい中堅看護師に合うということから名付けられたと言われています。

　一人ひとりの看護師を大事に育てることが学生や新人を大事に育てられる環境へとつながると考えます。実習指導者として，人間的成長につながる研修を今後も企画していきます。

良い看護を行う，見せる，伝える

　当院の強みは，川崎学園内に教育機関として川崎医療福祉大学と川崎医療短期大学があり，教員と連携・調整しやすい環境にあることです。この強みを生かし協同することを今以上に発展的に行いたいと考えています。両大学と協働して研修を企画することは，就職してから育てるのではなく，臨地実習の時から組織で育てるという職員の意識を高められ，その意義があると考えます。また，当院の意欲的な人材育成委員のメンバー，専門看護師，認定看護師なども巻き込み，川崎学園内の人的資源を活用することで，学生・新人教育の質向上，患者にとっての看護の質向上も期待できると考えています。

　近い将来，2025年・2035年問題と人口構造の変化，経済状況は，医療と福祉と看護の現場にも影響を及ぼしてきます。これまで経験したことのない日常生活の変化に困惑することも多々あると予測されます。多様な価値観とニーズに対応できる看護師を今から育成しておく必要性があります。

　日本看護協会から2015年に『2025年に向けた看護の挑戦 看護の将来ビジョン〜いのち・暮らし・尊厳をまもり支える看護〜』が示されました。その中で，人々の生涯にわたり，生活と保健・医療・福祉をつなぐ看護として看護師の役割について「健やかに生まれ育つことへの支援」「健康に暮らすことへの支援」「緊急・重症

な状態から回復することへの支援」「住み慣れた地域に戻ることへの支援」「疾病・障がいとともに暮らすことへの支援」「穏やかに死を迎えることへの支援」の6つの役割が具体的に述べられています[6]。看護師には「生活」と保健・医療・福祉をつなぐ質の高い看護を期待されています。そして，専門職として「患者の病態を把握する力」「暮らしの場において看護を提供する力」「チーム医療・チームケアのマネジメントする力」「認知症・がん患者の医療・看護を実践する力」「人生の最終段階における意思決定を支援する力」「生活習慣病予防を実践する力」など，質の高い看護が提供できる人材を育成する教育・研修の構築の必要性についても述べられています[6]。

　良い人材を育成していくためには，良い看護を行うこと，良い看護を見せること，良い看護を伝えること，この3つが重要であると考えます。良い看護とは倫理的配慮ができている看護と言えます。

　1つ目の良い看護を行う対象は，患者，家族です。2つ目の良い看護を見せる対象は，学生，後輩です。3つ目の良い看護を伝える対象は，看護師，多職種，社会です。

　この3つを充実させるためには，まず当院の看護師が当院の医療と看護の魅力を語れることが要となります。そのためには，やりがい，働きやすさ，人間関係を向上させ，職員満足を高める必要があります。何でも言える環境，組織風土の影響は大きいと考えます。

　先に述べた良い看護を後輩に教えることは，容易ではありませんが重要な役割です。それには，看護観という軸が必要と考えています。患者の立場に立てる看護師となれるだけでなく，学生や新人という学ぶ側の立場にも立てる人となれると考えます。この軸は，育てたいことの一つです。

　私が大事にしているもう一つの軸は，"人を大事にすること"です。そして，看護教育に携わる中で「患者にとってどのような看護師を育てたいのか」「学生にとって何を学ばせたいのか」「学生は今，何を学びとっているのかをキャッチできているのか」この3つを自身に問いかけ，学生にとって豊かな経験につながるように導きたい，努めたいと思っています。

　看護に対する情熱を川崎学園の50周年記念スローガンである「かわらぬ思い いつまでも」の言葉にのせて，明るい希望を未来へ託し，よりよい看護教育のバトンをつないでいけるように努力を惜しまず進んでいきたいと思います。

引用・参考文献

1）平井さよ子：改訂版 看護職のキャリア開発―転換期のヒューマンリソースマネジメント，P.70，日本看護協会出版会，2009.

2）嶋澤奈津子他：新人看護職員研修を担う教育担当者の活動と活動を困難にする要素，東京医療保健大学紀要，Vol. 8，No. 1，P.21～29，2013.

3）岡田純子他：看護実践の場における教育の担当者が経験から役割を学習するプロセス，摂南大学看護学研究，Vol. 2，No. 1，P.13～22，2014.

4）平成30年度一般社団法人日本看護系大学協議会定時総会「看護系大学の現状と課題」，平成30年6月18日.

5）木下天翔他：看護学生が臨地実習で体験する倫理ジレンマ，日本看護倫理学会誌，Vol. 8，No. 1，P.39～46，2016.

6）日本看護協会：2025年に向けた看護の挑戦 看護の将来ビジョン〜いのち・暮らし・尊厳をまもり支える看護〜，日本看護協会，2015.

② 離職ゼロへのチャレンジ〜その2

川崎医科大学総合医療センター

安心・安全・あったか風土をつくる7つの約束

新 美保恵

　当院の看護部は，系統的な教育体制は以前から確立されており，院内・院外の研修への受講は積極的に行われていました。「看護者の倫理綱領」第8条に「看護者は，常に，個人の責任として継続学習による能力の維持・開発に努める」[1]と記されているように，看護師は必然的に学習するものと思って業務をしていると考えます。

　そのような環境の中で，自分自身のキャリアデザインを描き，やりがいを持って業務をすることが看護師として，ひいては看護部および病院としての成果を生むものであると考えます。

　しかし，看護師個人のライフイベントや雇用条件，働く上での心身の状況や思考は，理想どおりに進まないこともあります。現に当院は，2009年に常勤看護師離職率22.9％と過去最大の危機を迎えた状況となりました。その状況下での看護師確保と定着の対策が急務となり，看護師のやりがい支援や職場環境改善に取り組みました。

　医療・福祉産業は，離職率14.5％（平成29年産業別離職率平均14.9％）と，他産業に比較して平均的です[2]。看護師は，新卒で就職してから転職することなく同じ組織で働く人も多く，定年後も再任用や他施設で再就職したり，地域でのボランティア活動をしたりすることもあり，生涯を通じて看護を基盤に活動をすることが多くあります。それは，保健師・助産師・看護師免許を持っている強みと，看護実践のキャリアが自信となっているためであると考えます。

　看護師人生の最初のスタートを切る新人看護師（以下，新人）は，生涯看護師として働く基盤を所属組織でつくっていきます。新人教育は，単独ではなく，継続教

育の中の一部と位置づけ，将来の目指す看護師像を描きながら，自律的に学習しながら進んでいくものです。

　当院は，看護部全体の教育体制の中で，新人の教育体制を確立し，働く上での心理的安定を図るためのリエゾンナース活用や出身校の教員からの支援を受ける仕組みをつくってきました。それにより，看護師が定着しキャリアアップできる環境整備ができたため，紹介します。

新人教育の経緯 (表1)

　筆者は，2000年に看護副主任として看護部教育委員会に所属し，他の看護師長と共にプリセプター研修を担当しました。最初はサブ役割として研修サポートや資料配布などの世話をするといったことでしたが，2年目からは新人の教育や定着支援について講義をすることになり，あわてて書籍や外部の研修会で準備をしました。

　新人の特性やプリセプターとしてのあり方を自分自身が学び，研修を企画していく中で，新人やプリセプターにとって日常業務に生かせる研修を企画したいと感じるようになりました。さらに，当時の看護部主催の研修対象者は一部であり，院外研修も自分で意欲的に参加意思を示さなければ，研修受講の機会もない状況でした。

　そこで筆者は，看護部教育委員会副委員長となった2007年6月に，院内と院外の研修への参加状況と研修の必要性についての意識調査を行いました。研修の必要性を感じている人は全体の90.3％でしたが，院内研修に参加していない人は42.4％でした。その理由は，上位に「参加できる時間がない」「勤務調整ができない」が挙がり，次に「興味ある研修がない」「自分に適した研修がない」の順でした。一方，院外研修へ参加している人は73.5％であり，院内研修参加率を上回っていました。勤務外での研修に自律的に参加している実態が分かりました。

　さらに，2007年11月に，当院の継続教育を魅力のある研修にすることを目指して，具体的な研修ニーズを把握するために「教育ニードアセスメントツール臨床看護師用」「学習ニードアセスメントツール臨床看護師用」[3]（三浦弘恵氏の使用許可済）を使用して調査を行いました。

　教育ニードにおいては，「主体的に学習・研究を行い，看護専門職としての発達を志向する」が高値でした。学習ニードにおいては，「所属部署の特殊性や患者の個別性にあった急変時の対応方法」が高く，1年目看護師に限定すると28の個別

表1 看護部教育体制・支援体制の経緯

年	病院の機能等	教育体制	支援体制	職場環境改善	看護師確保対策
1991年			リエゾン外来設立		
2006年			メンタルヘルス研修会スタート（入門・総論・各論）		
2007年		・研修体制についてアンケート調査 ・教育ニーズ、学習ニーズ調査			
2008年					
2009年		看護部教育計画の刷新（看護師キャリアパス概念化）	看護部兼任のリエゾンナースを組織図内に明記		
2010年	・3病棟閉鎖 ・HCU開設 ・許可病床数縮小 ・入院基本料10対1→7対1に変更	新人研修ガイドライン作成			・看護学生のためのオープンホスピタル開始 ・看護学生のためのランチョンセミナー開始 ・国家試験お助けセミナーin川崎開始 ・看護学生との交流会開始
2011年	学校法人川崎学園に病院事業を継承される	看護師のクリニカルラダー評価導入	9月～患者診療支援センター 公認心理師によるさわやか相談で支援開始 病気休暇者の職場復帰支援プログラム作成		
2012年				看護部行動指針「安全・安心・あったか Kawasaki. Ns.7つの約束」策定	看護学生との交流会終了
2013年	新病院建設着工	母校里帰り研修開始	リエゾンナース専任とする		
2014年		e-ラーニング学習システム：ナーシングスキル導入			
2015年		・ひまわり研修（両病院間の交流研修）開始 ・合同CN・CNS研修開始 ・合同マネジメント研修開始			
2016年	12月病院新築移転	教育ニーズ、学習ニーズ調査			看護学生のためのランチョンセミナー終了
2017年					
2018年		・クリニカルラダー変更（JNAクリニカルラダーに準拠）・看護部研修をラダー別研修に変更			

52

項目のうち14が高値を示しており，あらゆる学習ニードがあることが分かりました。

　調査結果を基に，看護部教育委員会のコアメンバーで新しい教育体制について協議をして，経年別，役職者別，全看護師対象などを系統的な研修を組み立てました。各担当者を決めそれぞれが企画して，2008年4月看護部教育計画を刷新しました。また，看護師が目指すものを可視化できるように概念図を入れた「看護師の能力開発およびキャリアパス」を作成しました。さらに，キャリアファイルを1人1冊配布し，自身の経歴や目指す看護を記入したり研修履歴を随時入れたりして自身のキャリアを振り返ることができるようにしました。

　2015年に再度「教育ニードアセスメントツール臨床看護師用」「学習ニードアセスメントツール臨床看護師用」[3]（三浦弘恵氏の使用許可済）を使用して調査を行いました。その結果，5年目看護師の教育ニードが高く，学習ニードは平均以下であったことより，リーダー研修を継続しつつ，全看護師対象に専門領域の学習を追加し，認定看護師が講師をする5大疾患の研修会を組み入れました。

　2009年7月の保健師助産師看護師法および看護師等の人材確保の促進に関する法律の改正により，2010年4月1日から新たに業務に従事する看護師の臨床研修等が努力義務となりました。そこで，厚生労働省の「新人看護職員研修ガイドライン」を基に，当院の「新人研修ガイドライン」を作成し，同年4月より運用を開始しました。そのガイドラインは，研修理念や到達目標，研修方法が明確に提示されており，到達度について誰でも評価ができ，分かりやすくなっています。

　また，研修に関する担当者の役割が明確に位置づけられており，看護部の研修責任者と各看護単位の新人教育担当者や実地指導者を役割として任命しました。それに伴い，院内や院外の研修として各担当者の教育を実施することで，新人を取り巻く中堅看護師の教育にも及ぶことができました。

　新人の研修プログラム（P.92〜94参照）は，ガイドラインに沿って計画し，目標達成できるように各看護単位の特徴も活かしてOJTとOff-JTを組み合わせて実施しました。

　2014年にはe-ラーニングを導入したことにより，標準看護手順を学習し，テストで確認できるシステムを活用し，研修評価や到達度評価を行うことができるようになりました。1年間の研修参加状況と目標に対する到達度評価を用いて，指定要件を満たしている新人に対しては，病院長名で修了証を授与しています。

新人の採用と定着支援

　2009年度に69人の看護師が退職し，離職率が22.9％となりました。退職した看護師のうち，新人は5人であり，新人の離職率は29.4％でした。また，翌年の2010年度の新卒者の採用は9人と過去最低でした。その要因としては，老朽化した病院建物の新築目途が立たず医療機器の新規購入も困難な状況下で，看護師の働く環境に不安を抱える人が多くなったことが挙げられます。この時期には，学校法人川崎学園に事業継承の予定があり，病院運営の変化を想像できず，雇用継続に踏み切れない人やこの機会をチャンスとして他施設での就職を決める人もいました。

　この状況を受けて，看護師の確保と定着は喫緊の課題であり，2010年より看護要員確保対策委員会が病院常設委員会として立ち上がり，医師，看護師，事務職員をメンバーとして病院全体で取り組むこととなりました。魅力ある職場が看護師の確保につながると考え，看護学生のためのさまざまなイベントを企画しました（**表2**）。各種イベントを企画するに当たり，看護学生は何を求めているのか，どうしたら看護師および病院の魅力を伝えることができるか，といったことを看護要員確保対策委員会のメンバーで議論を重ねました。

　特に「看護学生のためのオープンホスピタル」は，病院見学のみではなく，1日を通して多くの学習の機会を設けました。初年度は救急看護としてBLSを体験し，3年目研修「レッツアピール」を聴講しました。3年目研修「レッツアピール」は，自分ができるようになった看護技術や知識を他者にプレゼンテーションするといった研修で，自分自身を自慢する趣旨で行っています。その中には“ギプス巻き”や“透析開始操作”など所属に特有の看護も展開され，将来の看護師像を描くことができたと考えます。また，バイキング形式での食事会などがあり，看護師や医師との交流の場ともなっています。

　さらに，病院看護師のありのままを見て，看護師自身が自信を持って看護していることや良い人間関係を知ってもらい，自病棟の看護師は自分たちで確保するという趣旨で，病棟ごとにプレゼンテーションブースを設けて，各看護単位の看護師によるプレゼンテーションを行いました。

　「看護学生のためのオープンホスピタル」は，毎年趣向を変えて実施していますが，看護単位によるプレゼンテーションは現在も実施しており，2年目看護師からベテラン看護師まで，認定看護師なども説明をしています。今では採用時の希望部

表2	看護学生のためのイベント			
開催時期	イベント名	内容	担当者
---	---	---	---
2010年〜現在	看護学生のためのオープンホスピタル	・講義「きっと役立つ救急看護」とBLS ・3年目研修「レッツアピール」聴講 ・看護単位によるプレゼンテーション ・病院施設内の見学	看護師 医師
2011〜2015年	看護学生のためのランチョンセミナー	実習期間中の1日の昼休憩を利用して，弁当を食べながら，医師の講義を聞く	内科医師 外科医師
2010〜現在	国家試験お助けセミナー	採用内定者を対象に，看護師国家試験の過去問題を中心とした講義と設問と解答の解説をする	看護師 医師
2010〜2011年	看護学生との交流会	看護学生と若手看護師の茶話会で本音トーク実施（人事課職員担当）	人事課職員
2011年〜現在	病院見学会	就職ガイダンスと病院施設の見学	看護師 人事課職員
2009年〜現在	インターンシップ	希望の病棟などで1〜3日間看護体験をする	看護師

署を選択するための一つの目安にもなっているようで，30〜40人が参加しています。

　新卒看護師は事前に何らかのイベントに参加する割合が94％であり，就職を希望する病院の概要や教育について事前に確認して応募する学生がほとんどです。現に，病院見学などのアンケートによると，「就職する病院選び要素」の1位は「新人教育システムがしっかりしている」であり，2位は「人間関係が良い」でほぼ同数となっています。

　2011年4月，当院の経営は財団法人川崎医学振興財団から学校法人川崎学園に移管されました。それを機に，川崎医療短期大学，続いて川崎医療福祉大学の看護実習を受け入れることとなり，両大学からの採用も増えました。

　さまざまな要因効果もあり，新卒看護師採用が2011年22人，2012年51人と増加し，現在は採用定員を上回る応募があります（図1）。

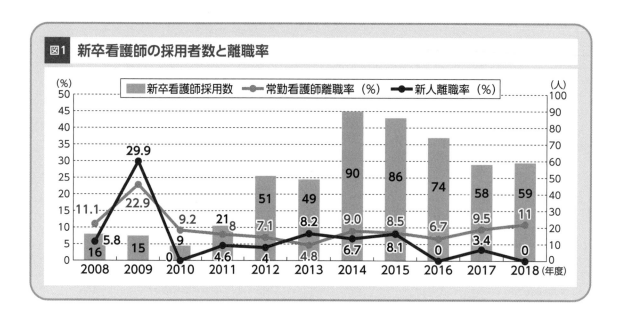

図1 新卒看護師の採用者数と離職率

（凡例）■ 新卒看護師採用数　── 常勤看護師離職率（%）　── 新人離職率（%）

年度	新卒看護師採用数	常勤看護師離職率（%）	新人離職率（%）
2008	16	22.9	11.1
2009	15	22.9	29.9
2010	9	9.2	0
2011	21	8	4.6
2012	51	7.1	4
2013	49	8.2	4.8
2014	90	9.0	6.7
2015	86	8.5	8.1
2016	74	6.7	0
2017	58	9.5	3.4
2018	59	11	0

看護師のメンタルヘルス

　2006年からメンタルヘルスについての学習や支援を行っていました。しかし，新人は看護業務をしていく上での精神的負担とリアリティーショックに対して所属責任者などへ相談するものの，本人が直接看護管理室へ相談に来ることも多くなっていました。「病棟へ足が向かない」「看護業務に自信がない」といったことがあり，2009年からリエゾンナースを看護副部長が兼務として看護部組織図上に明記し，活動を開始しました。担当の看護師は産業カウンセラーの資格を有していたため，聞くスキルを生かし，「悩みなんでも相談」と称して相談者を支援しました。新卒看護師（新人）だけでなく，ベテラン看護師も含めて頼れる存在となりました。

　新卒看護師と既卒看護師の採用が増加した2011年度から，専従のリエゾンナースを配置しました。随時の相談業務はもとより，採用後の定期面接や部署異動の看護師や役職昇任後の面談も計画的に実施しました。看護単位責任者が所属職員のメンタルヘルスについて相談することもあり，双方向の相談業務ができるようになりました。

　ベースにはリエゾンナースへの信頼があります。決して受けた相談を許可なく漏らさないということを徹底しており，相談室も看護管理室や病棟とは離れた場所に設置し，いつ誰が相談したかは分かりません。ただ看護管理者に伝えた方がよい状況になると，リエゾンナースが相談者に同意を得て関係部署に報告しています。ま

た，状況に応じて相談者・リエゾンナース・看護管理者の３者で面談することもあります。

　相談のみでは解決しない心身の状況であると判断した場合は，病院内の公認心理師と連携して，心療科の受診を勧める場合もあります。休養が必要な状況となると，管理者に連絡があり病気休暇としています。休暇中の相談もリエゾンナースが受けており，心療科医師と公認心理師と連携しながら支援しています。職場復帰が可能になれば，長期休暇後の「職場復帰プログラム」（資料１）に沿って当院産業医の面談を経て，勤務計画を所属単位責任者と相談後に復帰となります。引き続きリエゾンナースが継続して定期的に面談を行い，心理的フォローをしています。

　これらに加えて，リエゾンナースは病棟などのラウンドも実施しており，面談後の相談者の様子を看護現場で確認したり，相談に来ていない看護師のSOSを表情などからキャッチしたりしています。多くの看護師から頼れる相談者としての存在は，病院にとって良質な職場環境に大いに貢献しています。

看護部全体での職場風土改善
～安心, 安全, あったか Kawasaki Ns.7つの約束

　病院は，患者を中心として多職種が協働して患者の治癒過程に積極的に参画し，早期回復に寄与するものです。しかし，患者のためとして行っていることも，専門職能の違いによる思考の相違で職種間のコンフリクトが起こったり，ジレンマを抱えながら業務をしたりすることもあります。パワーバランスの関係でパワーハラスメントまで及び，さまざまな悩みを抱えていることもあります。

　当院看護部では，2013年からハラスメントに関するアンケートを実施しています。このアンケート結果から医師等との関係や看護管理者との関係，同僚同士の関係など，さまざまな問題が分かりました。そこで，看護管理者を中心に検討し，最終的に看護師の行動指標として「安心, 安全, あったか Kawasaki Ns.7つの約束」（資料２）を提示しました。病院診療部長会議でこのアンケート結果を公表し，これらの行動指標について説明し理解を得ました。また，各病棟に掲示をしています。この約束事項が行動として実施できているかどうかも引き続きアンケート調査を行い，結果を看護部内や病院と共有しています。また，朝のミーティング時に項目ごとに唱和している看護単位もあり，各看護単位で継続的な取り組みを行っています。

心の健康問題により休職した職員の職場復帰プログラム

メンタルヘルス不調から復帰までの流れ

川崎医科大学総合医療センター職場復帰プログラム引用

1．休業（病気休暇・病気休職）に入るまで
第1ステップ 病気休養開始および休養中のケア

心の健康問題（メンタルヘルス不調等）本人の申し出
→ ◎メンタル不調を認めた場合，専門医コンサルトを提案する。

↓

クリニック受診（主治医による病気休業の診断書作成）
→ ◎主治医の判断で休業（病欠）期日が決まる。クリニック初診の場合，約3カ月の診断書が出る場合もある。

↓

看護部に診断書提出（本人との面談）
→ ◎所属長もしくは看護部長（副部長）と面談し，復帰支援の説明をする。定期的に連絡を取り合うこと，復帰前に産業医面談があることなどの同意を得ておく。

↓

人事課へ診断書提出（看護部から提出）
本人に必要な事務手続きの説明と必要書類手続き
→ ◎看護部から人事課へ診断書提出。人事課から手続きの中で病気休暇と病気休職などの説明をしてもらう（病欠・休職期間は，人事課に相談または規定集などを参照）。

↓

休業に入る
→ ◎休業中はしっかり休んで上手に復帰できるように支援をしていくことを伝える。症状が改善すれば，診断書の期限内であっても早めに復帰することも可能（その場合は主治医の診断書必要）。

2．休業中
第2ステップ 主治医による職場復帰可能の判断
第3ステップ 職場復帰の可否の判断および
　　　　　　　　復帰支援プラン

・職場復帰の意思表示
・主治医による職場復帰可能の診断書提出
・職場での業務遂行能力についての判断
→ ◎休業中の生活の状況や回復状況・業務遂行能力の回復レベルなどの情報を得る。
◎看護部に提出された診断書を人事課へ提出する。人事課から産業医に面談依頼される。日時が決まると人事課から所属長に連絡がある。

↓

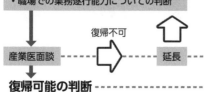

産業医面談 復帰不可 ⇨ 延長
→ ◎産業医と面談。病状の回復，業務遂行能力など評価される。本人に復帰意思があっても延長になることもある。

復帰可能の判断
→ ◎産業医面談後，復帰可能となる。

3．復職前
第4ステップ 最終的な職場復帰の決定

看護部長と面談
→ ◎本人の状態を最終確認し（復帰部署についての判断など），最終的な職場復帰を決定する。

↓

所属長と勤務について調整する
→ ◎就業上の配慮の内容（業務量，夜勤勤務など）について勤務を調整する。

↓

復帰（休暇解除）に必要な書類の提出
復帰願（夜勤を含む常勤可能な場合に提出）
→ ◎通常勤務の可否の判断により，復帰願提出は職場復帰後の場合が多い。

職場復帰

4．職場復帰後
第5ステップ 職場復帰後のフォローアップ

・勤務状況および業務遂行能力の評価
・復帰支援プランの実施確認・評価・見直し
・所属長・同僚への配慮
→ ◎勤務状況，終業時できる範囲で本人と振り返りをする。表情や疲労感を観察し，同僚への配慮もする。何らかの問題が生じた場合は早めに看護部長・副部長に相談する。必要時は，公認心理師，リエゾンナースに面談の連絡をする。

↓

復帰（休職解除）に必要な書類提出
復帰願（夜勤含む通常勤務が可能な場合に提出）
→ ◎業務遂行状況で通常勤務可能の判断で復帰願提出となる。

川崎医科大学総合医療センター 看護部作成 2019.6.13

安心、安全、あったか Kawasaki Ns.7つの約束

安心、安全、あったか Kawasaki Ns. *7つの約束*
(AAA-KN-7)

1. 師長・主任は公平な態度で接します
・師長・主任の言動・行動は、病院の理念・方針、看護部の方針に基づいたものです
好き嫌いで、物事の判断はしません

2. ルールは守ります
・ルールに従わない人に対しては、厳しく対応します
・ルール違反は見逃さず、報告します（ハラスメント委員会・看護部倫理委員会等）
・改善できない人は、人事考課表の「職務態度」「規律性」評価で査定され
D評価の人は、看護部での面接後、病院へ報告します。

3. 無視・暴言は許しません！お互いが監査役
・「返事をしない、うなずかない、背を向ける」行動は、見逃さずその場で注意します
・暴言等、看護管理室・医療安全管理室・ハラスメント委員会への報告は躊躇しません
（ホットラインメール：　　　）

4. パートナーシップで向き合います
・責任者が不在でも、リーダーが代役をします
・伝達・注意事項を、他者からも具体的にサポートします
・スタッフのフォロー役は主任です
・責任者のフォロー役はスタッフです

5. セルフマネジメントができるように支援します
・無視したい人へ深く関わり、気づきの支援をします
・リエゾンナース・臨床心理士の活用を勧めます

6. 日頃のコミュニケーションを大事にします
・笑顔であいさつ・アイコンタクトをこころがけます
・声をかけやすい立ち振る舞いをします
・正しい言葉を使います
・ほめ言葉は惜しみなく使います

7. 定期的な調査を実施します
・ルールが守られ、安心できる職場であるかどうか、看護部倫理委員会でアンケートを
実施します

2013 年 11 月作成
川崎医科大学附属川崎病院 看護部

看護部倫理問題に対する対応

平成 25 年 11 月 1 日
看護部

看護部倫理委員会においてアンケート調査を実施した結果をふまえて、師長・主任で自部署の現状のふり返り
を行いました。また、師長会議で3回にわたり協議しました。
別紙のとおり看護部の取り決めをしましたので、各部署で周知の注よろしくお願いいたします。

<協議の経緯>
今回のアンケート結果は、上司として今まで把握できていなかったことや、自分自身に該当することであるか
も・・などと、現実を目の前にして、落ち込んだりもしました。それでも実態を把握し、このままではいけない
と師長会議で話し合いをしました。
その結果、みんなが他人事ではなく、自分自身の事として受け止め、自分自身の事として大切にしたいという思いから、グループワーク等で真剣に協議すること
ができました。看護職員はお互い　　　という思いから、絵に描いた餅ではなく、
行動レベルで、皆さんに伝えたいと思い「約束」としました。
この「kawasaki Ns. 7つの約束」は、看護部全員が対象です。この意図を良く理解していただき、
当院が自慢できる看護職員として頑張りたいと思います。

<他部門にむけての提言>
・看護者の倫理綱領に沿って行動します
・ケースカンファレンスを積極的に行います
・患者の治療方針について把握し、チームの一員として回復過程に参加します
・患者情報は主体的に把握し、患者（家族）意思決定の支援を積極的に行います
・看護職員がハラスメント数々にあった時は、躊躇せずに上位職者に報告します

新採用者には，この「安心・安全・あったか Kawasaki Ns. 7 つの約束」について説明し，当院看護部の看護師としての規範を周知しています。

新人の教育とフォロー体制

新人は，看護学生の実習で付いている母校の教員に病院内で会うことがあります。その場では時間をとって話をすることはできませんが，教員から声をかけられることで安心したり，奮起したりします。しかし，実習校ではない大学の卒業生であると，なじみのある教員と交流する機会もなくなります。自ら母校に出向いて恩師と会う場合もありますが，そのような機会は意図的につくらなければできません。

そこで2013年11月より，「母校里帰り研修」として母校での1日研修を実施することとしました。対象は当院で実習をしていない大学などの卒業生で，母校の教員の存在が精神的な支えであると認識でき，看護師として就業継続していく意識，意欲の確認ができることを目的としました。研修内容（**表3**）は母校の教員や後輩と交流し，自分が行っている看護を報告したり，授業を聴講し知識を補充したりすることです。

研修は，看護学生の看護技術演習にサポート役割として参加したり，解剖生理学の講義を聴講したり，学生の前で看護の仕事について具体的な説明をしたりと，さ

表3	母校里帰り研修
開始時期	2013年11月より開始
研修期間	1日（出張扱い）
研修目的	①看護師としての就業継続していく意識，意欲の確認ができる。 ②母校の教員の存在が精神的な支えであると認識できる。
研修目標	①教員，後輩との交流により，ホッとする時間を持つ。 ②授業の聴講により知識を補充する。 ③自分が行っている看護を在校生，教員へ報告する。
事前課題	①自分自身の現在の課題についてまとめる。 ②母校で学習したい内容を挙げる。
研修後の課題	母校里帰り研修の報告書を提出

まざまな場を提供してもらっています。研修を終えた看護師に話を聞くと，「久しぶりに会えた先生から良いアドバイスをいただいた」「学生と会うと，以前はこんな状況だったけど，自分自身が看護師として働いているんだと実感できた」「学生や教員に自分のしていることを伝えたら，『すごい』と言ってくれた」など，母校で充実した研修をしたことがうかがえます。

母校の教員からは「在学している学生の看護師のイメージ化につながっている」「卒業生の成長を実感できて嬉しく，非常に良い研修である」とこの研修の高評価をもらっています。母校に行かせてもらうことで母校の教員には手間をかけていますが，このような言葉をいただくと，学校と採用病院との協働支援としての意義はあるのではないかと感じています。

新人は病院内で緊張して業務をしています。当院の振り返りの会などでもいちばん相談しやすいのは同僚であると述べる人が多い半面，同僚との関係性や時間的な問題もあり，息抜きの時間が持てないのも確かです。「母校里帰り研修」実施後のレポートには，リフレッシュできたことや教員との会話で自分自身を認めることができていることなど，さまざまなことが書かれています。同じ卒業生と共に卒業した大学などで過ごし，相談できる存在を確認し，ホッとする時間を持つことで看護業務の継続につながっており，この研修を継続していきたいと考えています。

まとめ

ほとんどの看護学生は，就職する病院選定において，事前に見学やインターンシップを通して，病院を知ろうとします。事前情報から病院の特徴や雰囲気を肌で感じて，ここに身を置いて働こうと決意します。したがって，当院のインターンシップは日頃の看護の現場を見てもらえるようなプログラムにしています。しかし，短時間での見学ではおもてなしの感覚を受けて好印象となる場合が多く，病院および看護の現場へはある程度の事前期待があります。

入職後は，新人のオリエンテーションや研修を通して，所属組織の理念や方針について説明を受け，看護師として1年目の到達目標に対する研修が始まります。組織としての看護師像と基礎教育課程で学んできた看護学との融合が，生涯看護師として働いていくポイントとなると考えます。

現実は，看護実習で見聞きしたことでも，所属部署では初めて行うことのように

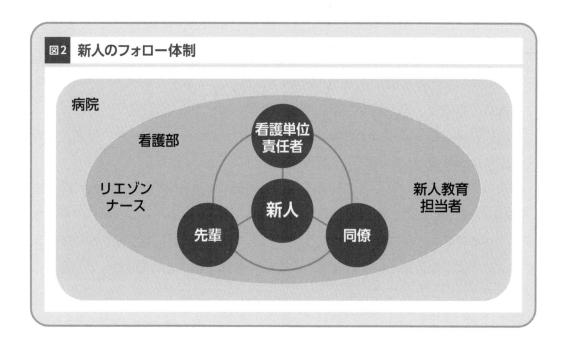

図2 新人のフォロー体制

病院

看護部

看護単位
責任者

リエゾン
ナース

新人

新人教育
担当者

先輩

同僚

教えられ，自分自身も初めてのように認識してしまいゼロ発進という心理状況になる場合もあります。新人も先輩も基礎教育をベースに教育的・心理的に支援することが必要だと考えます。

　入職後の研修は，看護師のみではなく他部門の入職者と合同での研修も多く，他職種との交流が入職時から始まり，チーム連携のスタートとなります。病院全体で新入職者を支援し，看護部内でも二重，三重での支援体制としています（**図2**）。

　採用された組織で，事前に期待していた教育体制や支援体制を十分に活用し，自分自身の幸せな人生としてスタートし，未来の看護師像を確立しながら次の年へステップアップしてほしいと考えています。

引用・参考文献
1）公益社団法人日本看護協会：看護業務基準 2016年改訂版，2016年7月.
2）厚生労働省：平成29年雇用動向調査結果の概況，平成30年8月9日.
3）舟島なをみ監修：看護実践・教育のための測定用具ファイル―開発過程から活用の実際まで，医学書院，2006.

部署ごとの
3大デビュー支援

新人 **夜勤** **リーダー**

〜 病棟レポート 〜

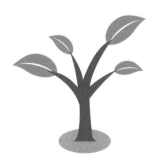

「共に成長しよう」の思いを込めた
詳細な支援計画と技術指導で

川崎医科大学附属病院 水田美奈子　木田杏奈

新人受け入れ態勢と指導の具体例（水田）

▶支援は準備から始まっている

　私の所属する部署は，消化器外科，肝・胆・膵内科，食道・胃腸内科の3科から成る消化器センターです。病床数44床，看護師30人で，変則2交代制を取っています。2019年度は4人の新人看護師（以下，新人）を迎え，5年目以下が20人とスタッフ全体の3分の2を占めており，多くの新人がここで成長し，やりがいを持って働き続けています。

　当部署では，毎年4～5人の新人が配属されてきます。誰もが一度は迎える新人デビューですが，その受け入れ準備をすることから既に当部署の新人支援は始まっています。当部署では毎年，「入職おめでとう。一緒に頑張ろう」とスタッフ一人ひとりが新人にあてたメッセージを書き，新人が来る当日にそれを貼り出すことにしています（**写真1**）。一つひとつのメッセージには，部署の一員として「共に成長しよう」という思いが込められており，スタッフもこれを見ることで受け入れの態勢を整えています。

　新人の年間スケジュールは，その年の新人の行動や意見を踏まえ，実施指導者会議で見直しを行っています。そのため毎年，前年とは違うスケジュールとなるので，全スタッフが認識できるよう，説明した上で部署内に掲示して，全員で育てることを意識付けしています。月ごとに新人の動きや先輩の動きが示されており，電子カルテ内のメッセージ機能による周知も行っています（**資料1，2**）。

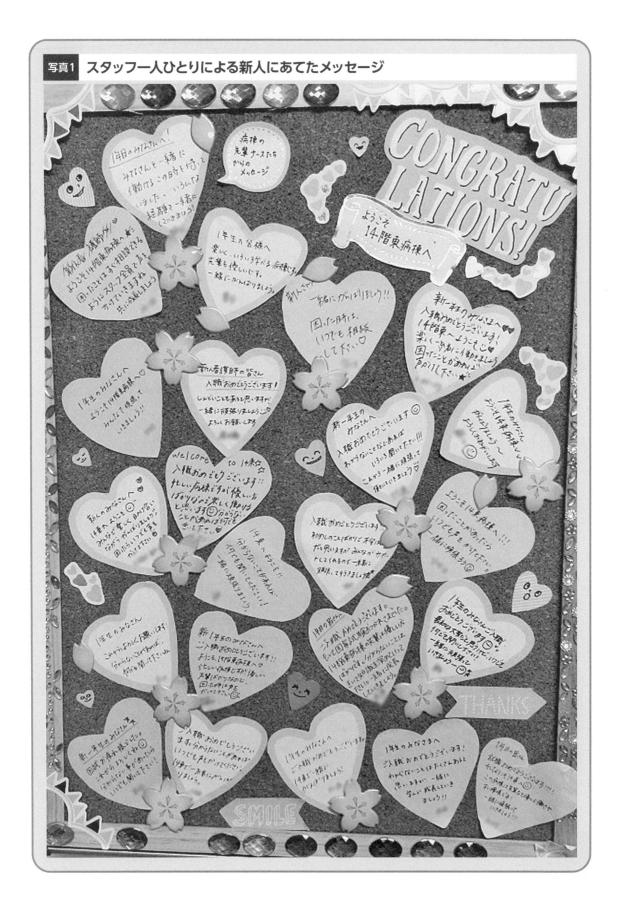

資料1　2019年度新人教育計画

独り立ち目標（上段ボックス）：

独り立ちするには…

入院オリエンテーション、静脈採血、血糖測定、インスリン、採血、血液培養、血ガス、輸血、ERCP、ESD、EMR、EIS、EVL、TAE、ポンプ、貼付薬、坐薬、与薬、PEG、シリンジ、経管シリンジ、これらの看護技術が1人でできるようになってからです

新人は先輩に認めてもらえるように積極的に取り組んでください
先輩はオリエンテーションを早めに行ってください

10月から独り立ち目標 ↓

9月までに1人でできると認められていないため、早く1人でできるようにする
週末は新人を含めて4人夜勤
平日も新人を含めて4人夜勤

月/週	業務到達目標	業務内容 日勤受け持ち人数	夜勤受け持ち人数	先輩の動き	オリエンテーション	その他、提出物
4月4週	業務の内容を知ることができる	先輩看護師とペアで業務　先輩看護師の患者のバイタルサイン測定	受け持ちを持たずにペア	新人とペアで行動し指導	静脈採血、血糖測定、インスリン、血液培養、血ガス、輸血、ICGチョン、ERCP、PTCD、EST、FNA、高圧浣腸、ESD、EMR、EIS、EVL	4/30　感染チェック
5月1〜2週	日勤、夜勤業務を覚えることができる	先輩看護師とペアで業務　ペア看護師の患者1人受け持つ	受け持ち持ち始め　※情報収集は自分のところもない人から	新人の受け持ち患者を一緒に回る	酸素療法、口腔ケア、肝生検、RFA、看護必要度、術前・術後管理、TAE	
5月3〜4週	・指導を受けながら優先順位を考えて看護ができる ・各勤務帯の業務の流れを関連付けて理解できる	先輩看護師とペアで業務　ペア看護師の患者2人受け持つ	ペア看護師の患者3人受け持つ　※情報収集は自分のところのみ	新人の受け持ち患者を一緒に回る	低圧持続吸引、心電図、十二指腸、経腸栄養、バクチの手続き、胸腔・腹腔穿刺装着（6月：OJT）、胃瘻、腸瘻（9月：OJT）バクチ交換（12月：OJT）	
6月	チームメンバーとして自覚を持ち、優先順位を考えた行動ができる	先輩看護師とペア　ペア看護師の患者3人受け持つ	ペア看護師の患者6人受け持つ　※何かあれば先輩看護師に相談できる	新人の受け持ち患者を一緒に回る	CV介助、CVP	6/30　e-ラーニング
7月	・指導を受けながらプライマリーナースとして担当者を持つことができる ・看護過程を展開し実践できる	プライマリとして患者を持つ（EMR、ESD、ERCP、TAE、肝生検、ケアを実践する　患者4人受け持つ　※何かあれば相談役へ	1週間入院くらい（ヘルニア、ラパコレなど）	日）新人と一緒（夜）新人と一緒　ナースコールも一緒できていないときはその場で指導	エンゼルメイク	右記の看護技術がすべて1人でできると先輩に認められれば、夜勤独り立ちとなる
8月	・指導を受けながら増える業務に対応でき、独り立ちができる ・係の仕事に参加できる	スタッフの一員として行動できる　係の仕事を振り分けてもらい、活動する　患者3〜4人受け持つ　※何かあれば相談役へ	総患者数の3分の1を受け持つ　※先輩看護師と一緒に申し送りの練習不要	日）相談役（夜）相談役	BLS	8/1から係の仕事を振り分けてもらう
9月	看護技術が70%に到達できるように今後の方向性を考える	看護技術チェックリストを確認し、年末までに70%を達成できるようにする	4人夜勤（リーダーの受け持ち患者は少なめにして、新人のペアが支援する	新人のペアをフォロー	人工呼吸器	9/30　e-ラーニング、感染チェック、技術チェック表
10月	ラダー提出の準備を進める	患者1人リストアップできる、症例記入できる				
11月		ラダーの種類について指導を受け、訂正できる				11/30　IV*ナース養成　認定レベルⅡ
12月		看護技術チェックリストの70%を達成できる				12/31　e-ラーニング、技術チェック表
1月					フィジカルアセスメント	
2月						
3月		すべての書類をまとめて中旬に実地指導者、月末に主任・副主任へ				3/31　感染チェック

＊Ⅳ：Intravenous Injection　静脈内注射

	オリエンテーション内容	実施する看護師	新人A	新人B	新人C	新人D
4月	身体計測，SGA	○○				
4月	入院オリエンテーション	○○／○○				
4月	全身清拭，洗髪，シャワー介助	○○／○○				
4月	口腔ケア，モーニング，イブニングケア	○○				
4月	入院時必要な評価表（転倒転落，バーセルインデックス，認知症評価，排泄パターン，退院・緩和スクリーニングシート，退院支援計画書，内服アセスメント）	○○				
4月	処置伝票の取り方，処置カレンダー	○○				
4月	点滴伝票の見方や処理の仕方，記録	○○				
4月	感染症	○○				
4月	環境整備	○○主任				
4月	退院時確認すること	○○				
4月	おむつの取り扱い	○○主任				
4〜5月	静脈血採血と検体の取り扱い	○○				
4〜5月	浣腸，高圧浣腸	○○				
4〜5月	入院，退院診療計画書，褥瘡計画書	○○				
4〜5月	プロファイル，総合評価	○○				
4〜5月	看護必要度	○○				
4〜5月	経過表の書き方	○○				
4〜5月	NOC，NIC	○○				
4〜5月	看護記録の書き方	○○				
4〜5月	心電図モニター，取り込み	○○主任				
4〜5月	輸液，シリンジポンプ	○○主任				
4〜5月	麻薬の取り扱い	○○				
4〜5月	OGTT	○○				
4〜6月	ERCP/FNA	○○／○○				
4〜6月	EMR/ESD	○○				
4〜6月	肝生検，RFA	○○				
4〜6月	経腸栄養，胃瘻，腸瘻	○○				
4〜6月	十二誘導	○○				
4〜6月	パウチ交換	○○				
4〜6月	酸素療法	○○				
4〜6月	胸腔穿刺，腹腔穿刺	○○				
4〜6月	EIS，EVL	○○				
4〜6月	TACE，TAE	○○				
5月	採尿，尿検査，便検査，血培，咽頭培養	○○／○○				
5月	血糖測定と自己血糖に必要な物品	○○				
5月	血ガス	○○				
5月	インスリンの取り扱い	○○				
5月	輸血の取り扱い	○○				
6月	退院支援	○○				

▶個別性に合わせた対応

　当院の新人支援は，プリセプターシップに基づいて9カ月間を目安としています（P.25，**図2**）。これだけだと全員一律の指導のように見えますが，一人ひとりの個別性に合わせた対応を強く意識しています。入職後，まず「マインドマップ」を活用して自己分析し，自分の長所，短所，好きなこと，嫌いなことなど自由に画用紙に記入してもらっています（**写真2**）。これを部署のスタッフで共有できるよう，休憩室に貼り出しています。

　マインドマップによる自己分析の方法は広く紹介されているので，ここでは省きますが，マインドマップを活用して自分自身を見つめ直し整理することで，自分の強みや弱みが見えてきます。自分のことを一番理解しているのは自分自身ですが，普段はそのことを意識していません。それを本人だけでなくスタッフ皆で共有することで，例えば「すぐテンパる」と書いている新人がいれば，「一つずつやっていこう！」と声をかけたり，「一人暮らし」と書いている新人がいれば，「最近実家に帰っている？」と声をかけたりして，「あなたのことを気にかけているよ」という

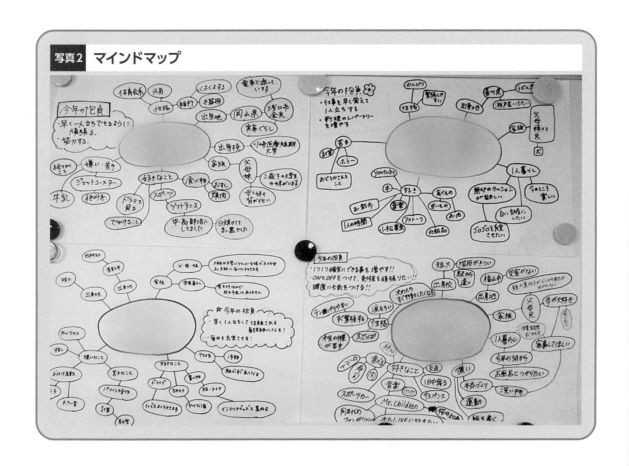

写真2　マインドマップ

個別のメッセージを伝えることができ，指導において，さらには日常のコミュニケーションに生かすことができます。

　私たち看護師は，時には人生の終末期を生きる患者に寄り添うプロフェッショナルです。聞き上手であり，世間話などの何げない会話や表情から「何か違う」という変化を読み取ることができます。新人指導においてもその感覚を大切にしており，新人の何げない様子や部署の雰囲気などには常に気を使っています。

▶手順だけではなく「なぜ」を教える

　いよいよ新人が入職する4月。新人には看護師として働く自覚が芽生えている時で，この時期に得る技術や知識は将来につながる大切な学びとなります。実地指導者には，「できる・できない」を評価するだけではなく，一つひとつの技術に対して「なぜそうするのか」という意図をしっかり伝えてもらいながら指導するよう依頼しています。

　以前は，新人の気持ちに共感しやすいと思われる2～5年目のスタッフに指導者としてペアで行動してもらっていました。新人がうまくいかない時の「私もそうだったけど，できるようになるよ」といった年齢が近いことならではの対応には適していましたが，技術指導においてはやり方のみを教える傾向があり，新人からは「先輩がしていたから」「先輩によってやり方が違う」という表面的な手順を巡る混乱が見られました。

　例えば，「今日は内視鏡治療があるので，今から手術着に着替えてもらいましょう。○○さん，今から手術着に着替えますね」と内視鏡治療を受ける患者の看護を見学したとします。そこで新人は，「内視鏡の時は手術着に着替えるんだ」と認識します。他の患者が内視鏡検査に呼ばれると，新人は「内視鏡の時は手術着に着替えるんだ」と認識しているため，「△△さん，手術着に着替えましょう」と伝えます。それに対し，患者は「前回はパジャマのまま行ったのに，今回は着替えるのか」と聞き返します。そこで新人は，初めて「なぜ着替えなくてはいけないのか」という根拠がないことに気づくことになります。

　内視鏡室には検査を受ける患者と治療を受ける患者が混在しています。当院では，検査なのか治療なのかを明確に認識できるよう，治療を受ける患者には手術着に着替えてもらうことを徹底しています。患者に説明する際にも，「なぜ必要なのか」という根拠ある説明が患者の納得と安心感につながります。

このように，常に根拠を伴う説明をしてもらうためには，実地指導者が適していると考え，現在は実地指導者がペアとなり技術指導を行っています。

▶日々の振り返りで得られること

当部署では，一日の勤務が終わる16〜17時の1時間を「1年生の振り返りの時間」として，カンファレンス室に新人を集めその日学んだことの振り返りを行っています。振り返り用紙にその日に学んだこと，確認できず残った疑問などを整理して記入してもらい，その日の実地指導者，あるいはそれ以上に経験のあるスタッフがかかわっています。

新人同士の情報交換にもなり，「私もそう思う」「私もそうだった」などの声が聞かれると安心感にもつながり，関係も深められるようです。このような同期の横のつながりを強化することは，新人の時期を乗り越えるためだけでなく，今後チームで行う看護業務で常に求められる助け合い，支え合う風土の礎をつくることにもなります。また，長い看護人生の中では，悩んだり，落ち込んだりすることは誰にでもありますが，そんな時に話をしやすいのは，やはり同期です。

例えば，先輩のパウチ交換をそばで見た場合の振り返りは次のように進みます。

経験した新人はパウチ交換の手順を忘れないようにメモに取っているので，それを他の新人に伝えて，パウチ交換の難しいところ，注意すべきところなどを確認します。さらに，患者とのかかわりにおいて，理解度によっては口頭で伝えるだけでなくパンフレットを活用していたこと，同席している家族にも理解してもらえるよう配慮していたこと，患者が不安に思うことには丁寧に対応していたこと，ストーマ造設の受け入れの程度に応じて説明の手順や声のかけ方など対応を変えていたことなど，単にパウチ交換の手技を伝えるだけでなく，患者や家族の心理面にまで配慮していることへの気づきを振り返ることで，別の新人が「そう言えば，私はこんな経験をした」といったさらなる気づきを引き出すことにもつながります。そこに実地指導者が介入することで，なぜ先輩がそうしたのか，患者の退院後の生活をイメージして指導していることなどの根拠を伝えることで，その日の経験，学びにより意味を持たせることができます。

この「1年生の振り返りの時間」は，「忙しかった」「疲れた」だけで一日が終わることなく，その日の学びを専門職としての自律性と責任感につなげる場として有効であると，指導する側からの評価が高い取り組みです。1日ごとに看護を振り返

る時間を意図的に設けることで，新人は根拠ある看護展開や明日への目標を抱くことができ，新人が何に困り，何を疑問にしているかを把握することで，部署で徹底できていないことを見直すチャンスともなり得ています。

▶先輩から学んでほしいこと

　このように，当部署では4～6月は先輩とペアで行動するようにしています（**写真3**）。看護基礎技術習得については，オリエンテーションやe-ラーニングで基本を学んでもらいますが，実際の看護ではその基本に加えて，個々のニーズに応じたさまざまな対応が求められるので，先輩との行動を通して「なぜそうかかわったのか」，その根拠をその都度確認し学んでもらうことが重点的な目的です。同じケアでも，患者によってやり方や声のかけ方が違うことに気づき，その違いの根拠を知ることで，必ず患者の意向を聞いてから実践することを身につけてもらう。それが患者中心の看護ケアのスタートだと私たちは考えています。

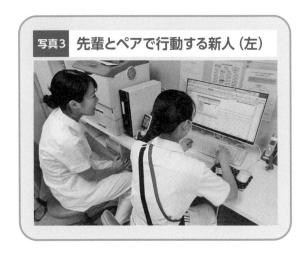

写真3　**先輩とペアで行動する新人（左）**

　例えば，「昨日は眠れなかった」という患者に対して，「眠れなかったのですね」ではなく，「昨日は眠れなかったのですね。何か眠れない理由があったのですか」と問いかけることで，「そうなんだ。何か最近，夜になるとこの辺が痛くて」など，「眠れない」というキーワードからいろいろな要因を引き出すことができます。

　また，「○○さんが痛みを訴えていますが，痛み止めを使用してから6時間たっていませんし，痛み止めは必要ないと言われたので様子を見ています」といった報告が新人にはよくあります。経験のある看護師であれば，「○○さん，痛みは我慢しなくていいですからね。痛かったらほかの痛み止めもありますよ」と問いかけるでしょう。「痛いのはずっと。でも，じっとしていたら痛みは感じないから大丈夫。動く時だけ薬を使うから，また言うわ」という返答があれば，痛みは体動時痛と判断でき，安静時は痛みがないのであれば，屯用で様子を見ればよいことになります。会話の中から患者の痛みのアセスメントを行い，適切な疼痛コントロールができるようにマネジメントしているのです。

「痛いですか？」というクローズドクエスチョンでは，「はい」か「いいえ」で会話は終わってしまい，個別的なケアにつながる情報は得られませんが，経験のある看護師は予測をしながら，それを確認するための情報を引き出す意図を持って会話しています。こうしたことは教科書では学びにくく，実践の中で経験しながら身につけていくスキルと言えます。先輩にはそうしたスキルをできるだけ多く伝え，新人には意図的な問いかけが当たり前にできるようになってほしいと願っています。

特に新人の時は，何げない会話の中から患者の思いやニーズを引き出す場面をペアの看護師から学習できる貴重な時期です。だからこそ，できるだけベテラン看護師と行動を共にすることで，患者との「かかわり」を学んでもらい，意図的な問いかけが自然にできる看護師になってほしいと思います。

やり方を習得するだけでは，前述した内視鏡時の更衣や痛み止めの安易な判断のような場面が繰り返されるでしょう。ペアで行動する看護師が実践しているやり方の根拠や意味を合わせて理解し，どのように声をかけているか，どのようにアセスメントしているかなど実際の場面を見て学ぶことで，自信を持って自然に対応できるようになると考えます。

そして，そんな新人たちの様子が気になるのが，新人に近い若手看護師です。「先輩はあれもこれも時間内にスムーズに当たり前に動くけど，ついていくだけでも大変だったな」と自分が新人であった時を振り返ることで，自然と新人に励ましの声がかけられます。当院はプリセプターシップを取っているので，自分が担当する後輩看護師が気になるのも当たり前であり，「私も1年生の時はこうだったよ」などと経験を語ってもらいながらアドバイスしてもらうことは，新人にとって見守られている実感となります。そのような関係が自然に出来上がる部署であることを本当に誇りに思います。自分が受けてよかった指導方法をそのまま後輩指導に生かす。これは相乗効果になっていると言えるのではないでしょうか。

▶私たちが改めたこと

さて，良いことばかりに視点を当ててきたので，ここで私が新人支援において改めたことについても語りたいと思います。

1つ目は，詳細な支援計画です。詳細な支援計画は良さそうに見えますが，実際運用してみると，それに縛られることによる弊害の方が多いです。そのため，1年後にはこうあってほしいという姿は描いても，そこに至るプロセスにおいて，あま

り細かな設定はしないことです。成長のプロセスは一人ひとり異なるので，それぞれの状況に合わせて対応するのがよいでしょう。支援計画が細かいと，「あれもできていない，これもできていない」と，どうしてもマイナスの意見ばかりが多くなります。一方，一つひとつの目標にその都度集中し，「これができたから次はこうしましょう」となれば，焦りもなくなります。成長のプロセスは私たちが決めることではなく，それぞれに合ったプロセスをたどれるよう支援することが大切です。

　2つ目は，同じフロアの3部署合同で行っていた技術指導です。静脈注射やイントロ管挿入の技術指導は，別のフロアにある臨床教育研修センターのシミュレーターを使って行うため，3部署の新人を集めて合同で行うのが効率的と考えたのですが，新人にとってはこれまでほとんど関係のない隣の部署の実地指導者に実技を確認してもらうことがかなりのストレスであることが分かりました。やはり，毎日同じ部署で働く者同士，理解し合った仲だからこそ，自然にその人の性格をくみ取った指導ができ，指導を受ける新人も先輩の特徴を知っているからこそ理解を深めることができるのです。指導には安心，安全な環境の提供が必要であることが認識できたため，合同での指導はやめて，部署ごとに看護師長に指導日と人員を調整してもらい，OJTで実施する方式に戻しました。

あるあるケースで学ぶ！適切な支援の具体策

ケース1 新人は優先順位に戸惑っても一人で解決しようとする
〜勇気を出して先輩に相談しよう！

　患者Aさんの処置の迎えと，患者Bさんの痛みの評価が同時刻となってしまいました。新人Cさんは，Aさんの処置の迎えを優先したため，Bさんの痛みの評価ができず，結局Bさんには痛みを我慢させてしまうこととなりました。

　「どうすればよかったのかな？」と振り返りを行うと，Cさんは，「Bさんのことは分かっていたけど，処置の迎えに行かないといけないので…」と困った様子を見せました。

　新人は多重責務を抱えると，自分なりの優先順位で動いてしまうものです。このケースは，疼痛コントロールを図っているBさんの疼痛を緩和できなかったという倫理的な課題も含めて，適切な看護が提供できなかったという結果を招いた場面です。

　このような場面は，ほかの看護師に「相談する・依頼する」ことを学ぶ絶好のチャンスとなります。痛みを我慢することとなったBさんの苦痛を理解し，同じことが

73

起こらないようするにはどうしたらよいかを一緒に考える機会としたいものです。

　自分の能力以上のことを求められたり，同時刻に多重責務となったりした場合は，先輩に相談することが必要となります。患者中心の医療を提供するためには，一人で抱え込まないことが重要です。

　そして，Bさんに痛みを我慢させてしまったことは，決してCさんの責任ではなく，部署全体で共有すべき問題です。先輩は，「言ってくれたらよかったのに」「知らなかった」ではなく，「気づいてあげられなくてごめんね」「次からは相談してね」といった温かい対応をすることが理想です。さらに，部署内で相談しやすい雰囲気をつくることに努め，先輩からの「何かあるかな？」といった声かけが飛び交う部署にできるとよいでしょう。

ケース2 新人は患者に寄り添っている自分に気づかない
～どんな看護だったのかを意味付けしてみよう！

　ある日，患者Dさん（女性，60代）が医師から病名告知を受けました。いわゆるBad News（がん告知）です。先輩は「少しそばにいてあげてね」と新人Eさんに指示しました。

　Eさんはどのように声をかけたらよいか分からないまま，Dさんの肩に手を添え，沈黙の時間を共に過ごしました。しばらくすると，Dさんから「忙しいのにごめんなさいね。いろんなことが頭に浮かんで，どうすればよいのか分からず，頭が真っ白になって」「でも，本当の病名を教えてもらえてよかったです。そうかなと思ってはいたけど，なかなか受け止められなくてね。まだやりたいことたくさんあるからね」と言われました。そして，「ありがとう。もう大丈夫よ」と言われ，EさんはCさんの病室を退室しました。

　先輩から「Dさん，少しは落ち着いたかしら」と尋ねられ，「かなり悲しんでいらっしゃいました。何も声かけできなくて，肩をさすっているだけでした。沈黙の時間をどうしたらよいか分からず，Dさんはどう思っているだろう？」と反省ばかりしていました。

　ここで，Eさんが本当に何の看護もできていなかったのかを一緒に考えてみましょう。

　がん看護において，Bad Newsを受けた患者のそばに寄り添うことはとても重要であり，「聴く」ということは立派な看護技術です。双方向に会話をすることだけがコミュニケーションの手法ではありません。患者の思いを聴き，「そう思われてい

るのですね」と受け止める，相づちを打つ，共感するといった非言語的なコミュニケーションは重要だと言われています。特に，タッチングの提供は素晴らしい看護です。Ｄさんは，沈黙の中でも肩をさすってくれたＥさんの存在は心強かったことと思います。状況は変わらなくても，自分の気持ちを理解しようとしてくれる人がいることで，きっと前向きに闘病しようと決意するきっかけになるかもしれません。

　先輩は，反省ばかりする新人に「それが看護だよ」「よく聴いてあげたね」と承認し，新人の行動を意味付けることが成長につながります。患者のニーズを理解し，先輩が新人の何げない行動に対する承認や意味付けを繰り返していくことで，新人の看護観が醸成されるのだと思います。

ケース3　新人は同期と比較されることで悩んでいる　～みんな違っていい！

　新人Ｆさんはマイペースな性格で，学生時代からレポート提出などがいつもギリギリでした。良いレポートを書いて良い点を取ろうとするあまり，悩みに悩むけれど，結局時間切れで中途半端なレポートを提出するということを繰り返していました。

　Ｆさんは，超急性期の集中部門に希望どおり配属されました。同期は５人です。７月になり，そろそろ受け持ち患者を担当しはじめたころのこと。看護師長は，Ｆさんに元気がなく，昼食も少量しか食べていない様子に気づきました。Ｆさんと面談をしたところ，「同期にできることが自分にはできていない。みんなより遅れている」「家に帰っても勉強した方がよいと思うが，何をしたらよいか分からない。食欲もないし，眠れない」と訴えました。また，「先輩が指導してくれる内容が頭に入らない」とも言っていました。

　看護師長は，その時点でほかの新人と大きな差はないと感じており，焦らなくてよいことを伝えましたが，集中力が低下していると判断し，休養を勧めました。

　当院は１部署に複数の新人が配属されます。指導に当たる先輩は「今年の新人」という枠でとらえがちで，昨年の新人と比較してしまう傾向があります。ついつい「昨年は○月にはこれくらいできた。今年は遅い」などと口にしてしまいます。決して悪気はないのですが，教育プログラム（OJT）は，前年度の評価を検討して見直しているので，進捗に食い違いが発生するとそのように感じてしまうのです。もちろん，その逆で，「今年は早いね」というパターンも少なからずあります。

　新人は，担当する患者の疾患や重症度における経験の差や理解力の差によって，

知識や技術の習得状況に差が生じるのは当然です。そのうち，新人同士で，「あの人はできているのに，私はできていない」「私はあの技術をまだ経験したことがない」と比較することが始まります。しかし，複数の新人がいれば，全く同一の習得状況になることなどあり得ません。私たちは1年を通して到達できる目標を設定しており，プロセスにおいては多少の差が生じることは当然だと考えていますが，日々必死の新人は比較することで自信を失っていきます。さらに，新人は，自分たちの間で比較して自信を失うだけでなく，先輩が比較していることを察知し，ますます自信を失っていくのです。

　1年間は成長段階であることを覚悟して，他者と比較することに労力を費やすのではなく，自らの個性を知り，自分ならではのスピードで習得してもらいたいと考えています。

　Fさんは1カ月の休養の後，「集中部門で働くのはかっこいいと思って希望した。考えてみたら，自分にはもう少しゆっくり考えながら看護できる部署が合っている気がする」とのことで，急性期の一般病棟に異動となりました。3年目を迎えたFさんは，今も元気に働いています。

そして先輩になる

　慌ただしく過ぎる1年目も，年末が近づくと，数カ月後には後輩が入っている時期となります。このころになると新人は，「もうすぐ先輩になる」という重圧を感じはじめます。やっと技術がこなせるようになり，業務にも慣れ，人間関係も築いてきた新人は，いつまでも新人ではいられない現実と向き合わなければなりません。「新人の○○です」と言えば，相手も無理な要求はしないし，たとえ分からないことやできないことがあっても，新人だから仕方ないと済まされてきたことが，自分の行為そのものが「○○の部署の看護師は…」と言われるようになるという自覚を持つ必要があります。

　段階を踏みながら，新人は一人の看護師として成長していきます。すべての経験に意味があります。今起こっていることを自分は関係ないからと放っておくのか，意図的にかかわっていくのかで，成長にも個人差が出ます。患者対応も同じです。業務をそつなくこなすことさえできれば一人前なのか，患者の心に寄り添える看護師になるのか，自分がどうなりたいかキャリアアップを視野に入れながら，チーム

医療の一員として自ら行動できるように方向性を示すことが大切な支援です。

　新人を迎えることで部署に新しい風が吹きます。この風は迎える側に新たな気づきと改善の機会を与えてくれます。共に成長する部署づくりにおいて，新人を迎えることは大きな力になるのです。

参考文献
1）正田佐与：行動承認―組織の能力を最大化する「認める力」，星雲社，2014.
2）田中彰子編著：現場を活かす看護マネジメント 第1版，医歯薬出版，2013.
3）日本看護協会：看護業務基準（2016年改訂版）
　https://www.nurse.or.jp/nursing/practice/kijun/pdf/kijun2016.pdf（2020年2月閲覧）

指導を受けた新人の声（木田）

不安や緊張を緩和したものとは？

　看護師になった最初の1年を振り返った時に心に浮かぶのは，「大変」と「同期」の2つの言葉です。この1年間には数えきれないくらいの「大変」がありました。それでも頑張ることができたのは，「同期」の存在のおかげだと思うのです。

　入職してから配属部署が決まるまでに，同期のメンバーで研修を受ける機会がありました。系列の大学からの就職が多いので，その一人である私には知り合いは多くいましたが，私たちとは異なるルートを経て入職した人もおり，年齢もさまざまでした。そうした人たちとも，グループ研修などを通して仲良くなることができました。

　社会人になって初めての環境下で責任ある業務を担うことなどへの不安や緊張はもちろんありましたが，同じような思いを抱える同期のメンバーと交流できたことで，それらを緩和することができました。

部署内支援

　新人にはプリセプターと実地指導者がそれぞれ一人ずつ決まっていました。プリセプターは，年齢が近く，業務や環境に慣れてない私たちの心理面のフォローをしてくれる先輩です。実地指導者は，経験年数を積んでおり，看護技術や看護業務を

指導してくれる先輩です。自分に合った先輩かどうかは人によって違うと思いますが，私の場合は良い先輩に恵まれたと思います。勤務帯が合わないこともありますが，勤務が一緒になった時には「大丈夫？」と声をかけてくれたり，分からないことを聞けば教えてくれたり，一緒に考えてくれたりしました。また，プリセプターの先輩は年も近く，時間がたつにつれて少しずつ話しやすくなり，勤務が一緒になった時はうれしい気持ちになり，安心して勤務を行うことができました。

　他の先輩も病棟の廊下などで会うと，私の焦りやソワソワ感が伝わるのか，何か困ったことがあるのかと気にしてくれ，「大丈夫？」「何かある？」と声をかけてくれました。

　自分にとって話しやすい人・話しかけにくい人，頼みやすい人・頼みにくい人はいるとは思います。実際に私にもいましたが，部署全体に声をかける習慣ができているので，常に誰かに頼ることができる環境でした。

相談のタイミングの難しさ

　とは言っても，新人にとって「先輩に話しかけるタイミング」はいつになっても難しいと感じるものです。これは学生の時と変わりません。時間の経過と共に，声をかけてよいタイミングが分かってくるものですが，今でもそのタイミングを間違えることがあります。

　しかし，声をかけたい時は，困ったり，悩んだりしている時ですから，緊急時であれば迷うことなく声をかけるべきですし，タイミングが分からなければ，「今聞いてもよいですか？」などと確認すればよいと思っています。

辞めたい気持ち

　この気持ちは，誰もが大なり小なり抱いたことがあるのではないでしょうか。新人はなおさらかもしれません。私も，社会人になって2年目ですが，何度思ったか数えきれないほどです。

　例えば，1年目の最初のころは出勤するだけ，日常の業務を行うだけでストレスを感じていました。患者の疾患や状態を理解していないので，先輩に言われたことの意味が分からないことはしょっちゅうでした。静脈路を確保できなかったり，業

務がスムーズに回らなくて帰るのが遅くなったり，うまくいかないことや先輩から指導を受けることが少しでもあったりするだけで，「ああ，自分は看護師に向いてないんだ」と思うことは何回もありました。そんな時に支えになるのは，やはり同期の存在でした。

　同期と言っても，皆同じではありません。私から見て，効率良く仕事を進められる人，頭が良いと思う人もたくさんいましたが，話をしてみると，誰もが自信をなくして辞めたいという思いを抱いたことがあることを知りました。そんな思いを共有できる同期は，良き理解者であり，支え合える同志でした。

支え合いは日常の中で

　私の部署では，朝の環境整備でその日に必要な物品をダスト室から出す業務を主に新人が行っていました。同じ部署の同期と率先してダスト室のかぎを取りに行くのですが，そのわずかな時間の中でも，「今日も頑張ろう」「今日も出勤してえらいな」「頑張ってるね」などの励ましの言葉を楽しくかけ合い，一日を頑張る糧にしていました。また，仕事が終われば，「今日はお疲れ」「今日も頑張ったね」など声をかけ合っていました。それだけのことでも，「今日も頑張ろう！」というパワーとなり，仕事が終われば「今日もやり切った!!」という気持ちになりました。

　特別なことをしなくても，日常の中で，廊下で会えばアイコンタクトをする，短い声かけをする。そんなことも1年目を乗り切るコツだと思います。

看護技術100項目の試練

　川崎医科大学附属病院には，新人が1年間で自立して行えるよう身につけるべき100の項目の看護技術が定められています。一つひとつの技術を先輩にチェックしてもらうのですが，これが新人にとってはストレスの一つでした。それでも，自分だけで行える技術が増えていき，任せてもらえるようになることは，とてもうれしいことでもありました。

　各部署では，定められた100項目以外にも身につけるべき検査や処置の技術がありました。もちろん丁寧に説明してもらえるのですが，説明だけでは分からないことも多く，実際に経験できるタイミングがあれば，先輩と共に実施する機会をも

らって，技術を身につけていきました。

　点滴や採血は，患者に対して行う前に練習する機会がありましたが，私はあまり得意ではありませんでした。半年が過ぎても点滴の確保を失敗することもあり，何とか身につけたと思った矢先の2年目の初めにスランプに陥り，失敗を繰り返したものでした。

　そんな時は，点滴の確保が上手な先輩の技術を見て手の持ち方や角度を確認したり，プリセプターの先輩に相談してコツを聞いたりして技術の向上に努めました。私が前向きに取り組んでいれば先輩たちは見ていてくれて，不安そうにしていれば「うまくいかない時は声かけて！」，うまくいけば「できたね！　よかったね！」と声をかけてくれました。それがとても心強かったです。

研修は同期会！

　研修と聞くと，「勉強！　勉強！」といった堅苦しいイメージがあると思います。看護技術など日常業務に関連する研修は確かにそのようなものですが，例えば，メンタルヘルスの研修は自分のストレスタイプと対処法を楽しく学べ，他部署での業務を1週間経験する研修は自分が所属する部署を客観的に振り返る機会になりました。

　研修と言ってもさまざまで，中にはリラックスできる楽しい研修もありましたし，何よりも研修には同期が集まって時間を共にできるという側面もありました。それがあるので，研修は全く苦になりませんでした。

　一番印象的だったのは，同期が集まって，それぞれ自分が所属する部署の様子を報告し，グループでまとめて発表する研修です。同期の目線でさまざまな部署の様子を聞くことができ，とても有意義で楽しい時間でした。

　入職直後は月に数回の研修がありましたが，それが徐々に少なくなっていくと，同期が集まる機会が減り，寂しさを感じることもありました。日常業務から離れ，同期で集まって交流できる研修は，私にとってはそれほど息抜きでもあり，励みにもなる貴重な時間でした。

　辞めたいと思うこと，理不尽だと思うこと，つらいこと，悲しいことなど，誰にでもあることだと思いますが，特に1年目に抱く悩みの多くは，同じ立場の同期が共通して抱いているものであり，それを語り合えることは貴重なことだと思います。特に1年目の新人には，同期とかかわる機会を大切にしてほしいと思います。

新人デビューを支援する

承認を職場風土に根づかせる
新人育成支援体制

川崎医科大学総合医療センター **大森美由紀** **松井咲紀**

全員を育て, 育てる人も共に学ぶ数々の研修 (大森)

はじめに

当院が取り組んでいる「新人看護職員研修(以下, 新人研修)に伴う指導計画」については, 当院が作成している「新人看護職員研修ガイドライン」(以下, 本ガイドライン)に集約されています。よってここでは, 本ガイドラインに沿って解説していきます。

本ガイドラインでは, 厚生労働省が公布している「新人看護職員研修ガイドライン(改訂版)」[1]に提示されている, 新人看護職員(以下, 新人)研修の基本的な考え方, 理念, 基本方針, 研修体制, 研修内容, 到達目標に沿って, 研修方法や指導者の育成などを企画しています。これは, 新人が到達目標を達成するための指針であり, 新人の1年間を支援するための指針でもあります。新人だけではなく, 新人を取り巻くスタッフが知っておくべき内容となっています。

2010年に作成した本ガイドラインは新人がより成長しやすいように, 現場で新人を教育している担当者および年間教育計画を企画する担当者が毎年改善策を検討し, ガイドラインを改訂しています。それは, 日々の教育の積み重ねによるものです。本ガイドラインをどのように活用し, どのように改訂しているかについても興味を持って読み進めていただき, さらにご教授いただければ幸いです。

新人研修の理念と基本方針

　当院の新人研修の理念・基本方針は，厚生労働省が公布している「新人看護職員研修ガイドライン（改訂版）」とほぼ同じ内容であり，本ガイドラインには**表1**のように示しています。

　看護師として，社会人として経験し，学び，成長する最初の1年間は，非常に重要な時期です。そのため，新人の個別に合わせ，段階に応じた指導，そして周囲からの温かい支援が必要になります。当院では，新人を全スタッフが育てることとし，育てる人もまた共に学ぶ教育体制としています。

表1 本ガイドラインに示す新人研修の理念・方針

新人研修の理念	新人研修の基本方針
①看護は人間の生命に深く関わる職業であり，患者の生命，人格及び人権を尊重することを基本とし，生涯にわたって研鑽されるべきものである。新人研修は，看護実践の基礎を形成するものとして，重要な意義を有する。 ②新人を支えるためには，周囲のスタッフだけではなく，全職員が新人に関心を持ち，皆で育てるという組織文化の醸成が重要である。この新人研修ガイドラインでは，新人を支援し，周りの全職員が共に支え合い，成長することを目指す。	①新人研修は，新人が基礎教育で学んだことを土台に，臨床実践能力を高めるものである。新人は，新人研修で習得したことを基盤に，生涯にわたって自己研鑽することを目指す。 ②新人研修は，看護基礎教育では学習することが困難な，医療チームの中で複数の患者を受け持ち，多重課題を抱えながら，看護を安全に提供するための臨床実践能力を強化することに主眼を置くことが重要である。 ③医療における安全の確保及び質の高い看護の提供は重要な課題である。安全で安心な療養環境を保証するため，医療機関は患者の理解を得ながら組織的に職員の研修に取り組むものであり，新人研修はその一環として位置付けられる。 ④専門職業人として成長するためには，新人自らがたゆまぬ努力を重ねるべきである。新人の時期から生涯にわたり，継続的に自己研鑽を積むことができる実効性のある運営体制や研修体制を整備する。 ⑤医療状況の変化や看護に対する患者・家族のニーズに柔軟に対応するためにも，新人研修は，常に見直されていくものである。

研修における組織の体制

　研修企画・運営に対する指導および助言を行う責任者として，研修責任者を1人配置しています。また，看護単位ごとに新人教育担当者を1人ずつ置いています（**図1**）。

　OJTにおける新人研修はチーム制で行い，新人3〜4人に対して1チームで教育を行うこととしています（**表2**）。当院は，2012年までプリセプターシップによる新人教育をOJTで行ってきましたが，その年に新人の採用数が22人から51人へと倍増し，2014年にはさらに増員することが予測されていました。経験年齢の浅い看護師が多数を占めるようになったこともあり，プリセプターとプリセプティを同一勤務に組むことが不可能になりました。それは，プリセプターシップの特徴と言える「新人のリアリティショックを予防し，職場適応を支援するために，同一の指導者が，一定期間マンツーマンで段階的に指導する」[2]ことが困難になったことを意味していました。

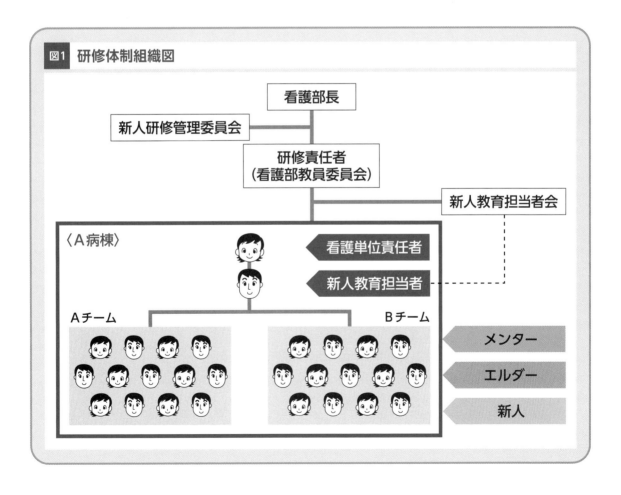

図1 研修体制組織図

表2	チームによる新人教育体制

項目	内容
定義	・新人が安全に看護を提供することを目的に，段階を踏んで確実に知識・技術を習得したことを確認し，次の行為に自信を持って進めるためのシステム ・全員で新人を育てるシステム
チームの目的	・新人の精神的・教育的支援を行う ・チーム活動を通して重要事項の周知徹底を図る
組織	新人3〜4人に対して1つのチームを構成し，チームで教育をする ・新人　　　　　　　　　　　　　　　・エルダー：看護経験2年目以上 ・メンター：看護経験4年目以上　　　・チームリーダー：メンターより1人 ・新人教育担当者：各部署1人（主任看護もしくは看護副主任） ・看護単位責任者：各部署1人
方法	・各部署の教育計画（看護技術習得案・教育計画年間パス^{※1}）を作成し，計画に沿ってチームで指導し，各新人の進捗状況により適宜計画を修正する ・メンター・チームリーダー・新人教育担当者により看護技術の指導・評価を行う ・メンターにより「1人で行ってよい」とされた看護技術についてはエルダーと一緒に行い，共に調べたり考えたりする ・定例会を行い，各新人の教育について検討する（部署別フレッシュナースほっとミーティング^{※2}年6回，部署別メンター会^{※3}年6回） ・新人の看護技術到達の進捗状況により業務配分を行う ・新人の勤務は，同チームのメンター・エルダーと同勤務とする。特に新人のエラーが多発しやすい5〜6月にはメインメンターと同一勤務とし，新人の進捗状況を理解した上で段階的に指導することが望ましい
研修責任者による支援	・各部署の新人教育が適切に行われているかを把握し，必要な時期に支援を行う ・新人教育担当者会を年6回行い，各部署の状況を把握し，リアルタイムで解決策の検討を行う ・Off-JTにおける実施・評価を行い，次年度の企画案を提示する ・新人教育研修管理委員会，師長会，教育委員会，新人教育担当者会を通して，新人教育の周知を図る ・定期的に部署ラウンドを行い，ベッドサイドでの新人の状況や指導状況を把握し，支援を行う
精神的サポート	・リエゾンナース^{※4}は定期的（1カ月後，6カ月後）に面接を行い，精神的な支援を行う ・本人の希望時に面談を行う。必要に応じて部署単位責任者や研修責任者にフィードバックを行う さらに，必要に応じて臨床心理士の支援を依頼する

※1　「看護技術習得案・教育計画年間パス」の項（P.91）で詳説する。
※2　「フレッシュナースほっとミーティング」の項（P.98）で詳説する。
※3　「指導者の育成」の項（P.108）で詳説する。
※4　リエゾンナースは専任で配置しており，その役割は，看護師自身が専門職として成長していくための精神的心理的支援を行うことである。

そこで，思い切ってチーム制での教育に変更しました。チーム制での教育は，杏林大学看護部のアプリコットナースサポートシステム[3]を参考にし，当院独自の教育体制を構築しました。チーム制での教育における各役割は以下のとおりです。

①新人

看護師免許取得後に初めて就労する看護師のこと。自立して個人の今後の目標を定め，主体的に研修に参加することが期待される（看護師とは，保健師・助産師・看護師・准看護師を示す）。

②エルダー

エルダーは，新人が職場になじみやすいように配慮した上で，生活面での指導や支援をする。新人が1人で行ってよいとされた看護技術を一緒に行い，方法についてアドバイスをし，共に考えたり調べたりする。

③メンター（実地指導者）

新人に対して，臨床実践に関する実地指導や評価などを行う者。看護師として必要な基本的知識・技術・態度を有し，教育的指導ができる者であることが望ましい。メンターよりチームリーダーを1人配置し，教育に関するチーム間の重要事項を周知徹底する。メインメンターの役割は**表3**のとおり。

④新人教育担当者

看護部門の新人の教育方針に基づき，各部署で実施される研修の企画・運営を中心となって行う者およびメンターへの助言・指導，新人への指導・評価を行う者。看護師の模範となる臨床実践能力を持ち，チームリーダーと共に調整能力を有し，

表3　メインメンターの役割

メインメンターとはメンターの中で，1人の新人に対し1年間を中心に担当する者を指す。

- 看護技術の進捗状況，チェックリスト（後述の**資料2〜4**，P.92〜94）の確認（入職後3・6・11カ月）
- 看護技術習得案と教育計画年間パス（後述の**表4・5**，P.95〜97）（各部署で作成した新人の1年間の到達目標と年間教育計画）の確認
- ほかのメンターへの情報発信　・メンター・エルダー会の進行役

※任期は5月から3月末までの11カ月とする（4月は，顔合わせとパートナーを検討する期間）

教育的役割を発揮できる者が望ましい。各部署に1人配置し，看護主任（または看護副主任）が担当する。

⑤看護単位責任者

　チーム編成と各メンバーの役割を決定し，新人の教育体制と各役割を周知する者。新人の看護技術習得などの到達状況を把握し，新人の状況に合った業務分担が行われるよう調整する。また，エルダー・メンター・新人教育担当者が役割を担えるように支援する。

⑥研修責任者

　施設および看護部門の教育方針に基づき，新人教育担当者・メンター・新人の研修プログラムの策定，企画および運営に対する指導・助言を行う者。また，研修責任者は，研修の企画・運営・実施・評価のすべての過程における責任者。専任で配置され，看護部教育委員会に所属している。看護単位責任者や新人教育担当者と連携を図りつつ，新人教育担当者の支援を行い，部署間の調整も含め新人研修全体を把握する（詳細は，「指導者の育成」の項の「新人教育担当者の育成」（P.108）を参照）。他施設と連携して研修を実施する場合は，施設間連携の調整役となる。

⑦新人研修管理委員会（プログラム企画・運営組織）

　新人研修プログラムの修正および評価を行うための委員会であり，看護部長の下に設置される。施設間や職種間の連携・調整を行い，最適な研修方法や研修内容について検討する。

⑧新人教育担当者会

　OJTとOff-JT教育を連動させながら，新人研修プログラム（後述の**表6**，P.99～101）の具体的な策定，企画および運営を行うための会であり，研修責任者の下に設置する。

⑨看護提供体制と教育体制の連動

　当院の一般病棟の看護提供体制は，PNS※（パートナーシップ・ナーシング・システム）®4）（P.138参照）である。新人教育は，4月から約4カ月間3人目のパートナー（フレッシュパートナー）としてOJTを行う。継続性の観点から，1年間は新人のパートナーはメインメンターとなる。

※PNS：福井大学医学部附属病院看護部が開発した看護方式で，当院は2015年に固定チームナーシングからPNSに看護方式を変更した。

組織社会化

　集合教育では，入職直後に病院長訓示，事務長から医療人・社会人として期待される内容，看護部長から看護部組織と看護師として期待される人材などについての講義をしています。学生意識を払拭し，組織意識を滋養することは，リアリティーショックを低減し，これからの現場教育に移行しやすくなります。教育担当看護副部長からは，社会人としての厳しさや，当院の職員として誇れる行動についても具体的に伝えています。細かいことですが，集合研修には5分前には着席することや，研修での態度，提出物の締切日時の厳守などを伝えています。社会人としての正しい行動習慣を身につけることは，患者・家族との基本的な人間関係を築く上で重要な要素であるからです。

　各看護単位への配属は，できるだけ早い時期に行っています。これも，所属部署での社会化を促進するためです。配属初日には，各看護単位責任者が研修室まで新人を迎えに来て，所属部署へ案内した後各部署のスタッフに紹介します。新人は不安と緊張の中，自分がこれから配属される部署の看護単位責任者やスタッフと初めて言葉を交わすことになります。緊張しているからこそ，初対面の印象は重要です。「自分が大切にされている」と初日に感じられたら，その感情は強く残ります。新人が「ここに就職できてよかった」「ここで頑張りたい」と思えるような印象を与えることが，組織社会化を促進します。

　そして，各看護単位責任者と少しの時間でも個別に話をする時間をつくることが重要です。看護単位の目標は何か，目標を達成するために新人に何を期待しているかを伝え，新人が目指している看護師像，看護単位責任者に伝えておきたいことなどを聞いておきます。これが，新人が看護単位責任者に相談しやすい関係を築くことにつながります。反対に，最初に不快な印象を持ってしまうと，ポジティブな行動がとれなくなってしまうかもしれません。

　挨拶は自分からすることや新人の名前を早く覚えることも重要です。入職時には，部署ごとに写真を撮り，氏名をつけて各部署に配布しています。これは，新人の顔と名前をスタッフが早く覚えられるようにするためです。当院は，新人と看護単位責任者に入職時のオリエンテーションチェック表（**資料1**）を配布しており，各部署がある程度統一してオリエンテーションが行えるようにしています。

資料1	入職時オリエンテーションチェック表（各看護単位）			
番号	内容	担当者	実施日	備考
1	看護単位の目標と個人目標管理について			
2	目標管理について（人事考課表の提出）			
3	届出用紙，提出物（IDカード忘れ，住所変更など）の書き方と提出期限			
4	自己申告書について			
5	ナーススケジューラーについて（出退勤・超過勤務・研修・出張・外出）			
6	勤務体制・変則勤務・休日・有給休暇（WLB休暇を含む）・特別休暇取得について（川崎学園規定集）			
7	勤務希望			
8	勤務を交替する場合（勤務変更願い）			
9	院内滞在時間報告			
10	職員証の通し忘れ時の届けについて			
11	法令義務研修参加について			
12	緊急連絡網について（緊急呼び出し）			
13	災害状況報告（針刺し事故・交通事故発生状況報告書）			
14	マニュアルの種類と収納場所			
15	看護手順について：ナーシング・スキル（e-ラーニングで学習し，ノート機能の内容を確認する）			
16	学会・研修参加内規について			
17	出張命令伺の作成手順（出張旅費振り込みの手続きの確認）			
18	看護協会の入会について			
19	看護職賠償責任保険制度について			
20	グループウエアなどの使用について			

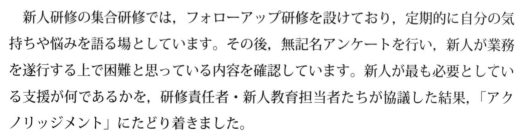

アクノリッジメント

　新人研修の集合研修では，フォローアップ研修を設けており，定期的に自分の気持ちや悩みを語る場としています。その後，無記名アンケートを行い，新人が業務を遂行する上で困難と思っている内容を確認しています。新人が最も必要としている支援が何であるかを，研修責任者・新人教育担当者たちが協議した結果，「アクノリッジメント」にたどり着きました。

　「アクノリッジメント」とは，次の4つから成ります。

①言葉で承認すること

②相手の存在を認めること

③感謝すること

④その人を信頼して仕事を任せること

　つまり，相手に対して「あなたを大切している」「尊敬している」「メンバーの一員として認めている」などを伝えるすべての行為や行動を示す[5]ことです。

　そこで，2016年度，2017年度の2年間は，当院看護部の行動指針である「安全・安心・あったかKawasaki Ns. 7つの約束」をはじめとするアクノリッジメントを，職場風土に根付かせることを看護部の教育目標に掲げました。アクノリッジメントは，新人だけに必要なことではなく誰にとっても重要であり，特に医療安全上必要な風土です。

　前項の「組織社会化促進」の支援が，「マズローの5段階欲求」で言えば「3段階の所属と愛の欲求」の支援だとすれば，アクノリッジメントは「4段階の承認の欲求」の支援です。それらの欲求が満たされて初めて「5段階の自己実現の欲求」を持ち，成長することができるのです。この考え方からも，新人にとって存在を承認され，行動や成長を言語化して承認されることは極めて重要です。

　「アクノリッジメントの醸成」を各部署が共通目標にし，独自に具体的な行動目標を立てました。「看護部の行動方針『安全・安心・あったかKawasaki Ns. 7つの約束』を唱和する」「良いと感じたスタッフの行動に対し，Good Jobカードを提出する」といったことを計画する部署もありました。教育委員・教育担当者の努力もあり，全部署にアクノリッジメントを周知することができました。

研修内容と到達目標

　新人が，臨床実践能力を確実なものとすると共に，看護師としての社会的責任や基本的態度を習得することは極めて重要です。新人が基本的な臨床実践能力を獲得するための研修を行い，1年間に到達すべき項目を厚生労働省より提示されています。当院の到達目標も，厚生労働省が示す目標と同一としています。

▶臨床実践能力の構造

　看護は必要な知識・技術・態度を統合した実践能力を，複数の患者を受け持ちながら優先度を考慮し発揮することが求められます。そのため臨床実践能力の構造と

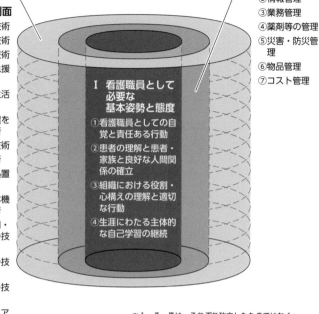

図2　臨床実践能力の構造

看護技術を支える要素

1　医療安全の確保
①安全確保対策の適用の判断と実施
②事故防止に向けた，チーム医療に必要なコミュニケーション
③適切な感染管理に基づいた感染防止

2　患者及び家族へ説明と助言
①看護ケアに関する患者への十分な説明と患者の選択を支援するための働きかけ
②家族への配慮や助言

3　的確な看護判断と適切な看護技術提供
①科学的根拠（知識）と観察に基づいた看護技術の必要性の判断
②看護技術の正確な方法の熟知と実施によるリスクの予測
③患者の特性や状況に応じた看護技術の選択と応用
④患者にとって安楽な方法での看護技術の実施
⑤看護計画の立案と実施した看護ケアの正確な記録と評価

Ⅱ　技術的側面
①環境調整技術
②食事援助技術
③排泄援助技術
④活動・休息援助技術
⑤清潔・衣生活援助技術
⑥呼吸・循環を整える技術
⑦創傷管理技術
⑧与薬の技術
⑨救命救急処置技術
⑩症状・生体機能管理技術
⑪苦痛の緩和・安楽確保の技術
⑫感染防止の技術
⑬安全確保の技術
⑭死亡時のケアに関する技術

Ⅲ　管理的側面
①安全管理
②情報管理
③業務管理
④薬剤等の管理
⑤災害・防災管理
⑥物品管理
⑦コスト管理

Ⅰ　看護職員として必要な基本姿勢と態度
①看護職員としての自覚と責任ある行動
②患者の理解と患者・家族と良好な人間関係の確立
③組織における役割・心構えの理解と適切な行動
④生涯にわたる主体的な自己学習の継続

※Ⅰ，Ⅱ，Ⅲは，それぞれ独立したものではなく，患者への看護ケアを通して統合されるべきものである。

厚生労働省：新人看護職員研修ガイドライン（改訂版），P.7，平成26年2月.

して，「Ⅰ．基本姿勢態度」「Ⅱ．技術的側面」「Ⅲ．管理的側面」が考えられます。これらの要素はそれぞれ独立したものではなく，患者への看護を通して臨床実践の場で統合されるべきものです。また，看護基礎教育で学んだことを土台にし，新人研修で臨床実践能力を積み上げていくものです（図2）。

　なお，臨床実践能力および，後述する到達目標については，保健師・助産師を除外し看護師のみを対象とした内容を述べます。

▶到達目標

　当院の新人の到達目標は，次の4つとしています。
①当院・看護部の理念と方針が理解できる
②専門職としての自覚ある行動を取り，社会性を身につける
③指導を受けながら基本看護技術を習得する
④看護チームの一員として自覚できる

そして，新人が３年以内に経験し到達を目指す項目として，「看護職員として必要な基本姿勢と態度」16項目（**資料２**），「基本看護技術」70項目（**資料３**），「管理的側面」18項目（**資料４**，P.94）を示しています。各項目の到達の目安を２段階または４段階で示し，１年以内に到達を目指す項目には「★」を付しており，それ以外の項目（「★」を付していない項目）については，３年を目途に到達することを目標としています。この到達目安として示している「できる」とは，指導がなくても新人が自立して看護を実施できることを意味しています。

　「看護職員として必要な基本姿勢と態度」「管理的側面」に関しては，全部署が共通して到達できる内容ですが，「技術的側面」の到達目標については，項目によっては所属部署で経験する機会が少ないものもあるため，優先度の高いものから習得し，自部署の到達目標を優先することとしています。

　そして，厚生労働省が示す到達目標以外に重要なのが，各看護単位独自の到達目標です。これらは各看護単位が１年間に到達を期待する目標であり，年間計画を毎年評価・修正しています（**表４**〈P.95〉，**表５**〈P.96，97〉）。

看護技術習得案・教育計画年間パス

　当院の全新人が到達を目指す目標とは別に，各看護単位の特殊性に応じた独自の到達目標があります。各看護単位は，新人が１年間に到達を目指す内容を明確にしており，１年間のスケジュールを立てています。それぞれ看護技術習得案と教育計画年間パスと呼んでいます。これにより，新人は目標を明確にすることができ，各看護単位の看護師が同じ目標を持って指導をすることができます。経験した項目や実施することができた項目にチェックを入れて，新人も指導者も確認できるよう，部署内に提示したり，ファイリングして部署内に置いておいたりしています。

　参考までに，Ａ外科病棟の看護技術習得案（**表４**，P.95）と教育計画年間パス（**表５**，P.96，97）を紹介します。毎年３月には，各部署が看護技術習得案と教育計画年間パスを作成し，新人が自部署で期待される能力・技術，その時期を明確にしています。新人は，自部署のマニュアルやe-ラーニングなどを用いて，計画的に自己学習ができます。

看護職員として必要な基本姿勢と態度について到達目標

★：1年以内に到達を目指す項目　★がない項目は3年以内に到達を目指す
※「できる」とは，指導がなくても新人看護職員が自立して実施できることを意味する。
到達の目安　2：指導のもとでできる　1：できる

領域	番号	到達目標	★	到達目安	1カ月		3カ月		6カ月		11カ月	
					自己	自己	他者	自己	他者	自己	他者	自己	他者
看護職員としての自覚と責任ある行動	1	医療倫理・看護倫理に基づき，人間の生命・尊厳を尊重し患者の人権を擁護する	★	1								
	2	看護行為によって患者の生命を脅かす危険性もあることを認識し行動する	★	1								
	3	職業人としての自覚を持ち，倫理に基づいて行動する	★	1								
患者の理解と患者・家族との良好な人間関係の確立	1	患者のニーズを身体・心理・社会的側面から把握する	★	1								
	2	患者を一個人として尊重し，受容的・共感的態度で接する	★	1								
	3	患者・家族にわかりやすい説明を行い，同意を得る	★	1								
	4	家族の意向を把握し，家族にしか担えない役割を判断し支援する	★	2								
	5	守秘義務を厳守し，プライバシーに配慮する	★	1								
	6	看護は患者中心のサービスであることを認識し，患者・家族に接する	★	1								
組織における役割・心構えの理解と適切な行動	1	病院及び看護部の理念を理解し行動する	★	1								
	2	病院及び看護部の組織と機能について理解する	★	2								
	3	チーム医療の構成員としての役割を理解し協働する	★	2								
	4	同僚や他の医療従事者と適切なコミュニケーションをとる	★	1								
生涯にわたる主体的な自己学習の継続	1	自己評価及び他者評価を踏まえた自己の学習課題をみつける	★	1								
	2	課題の解決に向けて必要な情報を収集し解決に向けて行動する	★	2								
	3	学習の成果を自らの看護実践に活用する	★	2								

厚生労働省：新人看護職員研修ガイドライン（改訂版），P.12，平成26年2月.

技術的側面：看護技術についての到達目標

到達の目安　4：知識として分かる　3：演習でできる　2：指導のもとでできる　1：できる

領域	番号	到達目標	★	到達目安	1カ月		3カ月		6カ月		11カ月	
					自己	自己	他者	自己	他者	自己	他者	自己	他者
①環境調整技術	1	温度，湿度，換気，採光，臭気，騒音，病室整備の療養生活環境調整（臥床患者，手術後の患者等の療養生活環境）	★	1								
	2	ベッドメイキング（例：臥床患者のベッドメイキング）	★	1								
②食事援助技術	1	食生活支援		2								
	2	食事介助（例：臥床患者，嚥下障害のある患者の食事介助）	★	1								
	3	経管栄養法	★	1								
③排泄援助技術	1	自然排尿・排便援助（尿器・便器介助，可能な限りおむつを用いない援助を含む）	★	1								
	2	導尿		1								
	3	膀胱内留置カテーテルの挿入と管理		1								
	4	浣腸		1								
	5	摘便		2								

	1	歩行介助・移動の介助・移送	★	1					
	2	体位変換（①及び②について，手術後，麻痺等で活動に制限のある患者等への実施）	★	1					
④活動・休息援助技術	3	廃用症候群予防・関節可動域訓練		2					
	4	入眠，睡眠への援助	★	2					
	5	体動，移動に注意が必要な患者への援助（例：不穏，不動，情緒不安定，意識レベル低下，鎮静中，乳幼児，高齢者等への援助）	★	2					
	1	清拭	★	1					
	2	洗髪		1					
⑤清潔・衣生活援助技術	3	口腔ケア	★	1					
	4	入浴介助		1					
	5	部分浴・陰部ケア・おむつ交換	★	1					
	6	寝衣交換等の衣生活支援，整容	★	1					
	1	酸素吸入療法	★	1					
	2	吸引（口腔内，鼻腔内，気管内）	★	1					
⑥呼吸・循環を整える技術	3	ネブライザーの実施	★	1					
	4	体温調整	★	1					
	5	体位ドレナージ		2					
	6	人工呼吸器の管理		4					
	1	創傷処置		2					
⑦創傷管理技術	2	褥そうの予防	★	1					
	3	包帯法		2					
	1	経口薬の与薬，外用薬の与薬，直腸内与薬	★	1					
	2	皮下注射，筋肉内注射，皮内注射		1					
	3	静脈内注射，点滴静脈内注射		1					
	4	中心静脈内注射の準備・介助・管理		2					
	5	輸液ポンプ・シリンジポンプの準備と管理		1					
⑧与薬の技術	6	輸血の準備，輸血中と輸血後の観察		2					
	7	抗菌薬，抗ウイルス薬等の用法の理解と副作用の観察	★	2					
	8	インスリン製剤の種類・用法の理解と副作用の観察		2					
	9	麻薬の種類・用法の理解と主作用・副作用の観察		2					
	10	薬剤等の管理（毒薬・劇薬・麻薬，血液製剤を含む）		2					
	1	意識レベルの把握	★	1					
	2	気道確保	★	2					
	3	人工呼吸	★	2					
⑨救命救急処置技術	4	閉鎖式心臓マッサージ	★	2					
	5	気管挿管の準備と介助	★	2					
	6	外傷性の止血		2					
	7	チームメンバーへの応援要請	★	1					
	1	バイタルサイン（呼吸・脈拍・体温・血圧）の観察と解釈	★	1					
	2	身体計測	★	1					
	3	静脈血採血と検体の取り扱い	★	1					
⑩症状・生体機能管理技術	4	動脈血採血の準備と検体の取り扱い		1					
	5	採尿・尿検査の方法と検体の取り扱い		1					
	6	血糖値測定と検体の取り扱い	★	1					
	7	心電図モニター・12誘導心電図の装着，管理		1					
	8	パルスオキシメーターによる測定	★	1					

⑪苦痛の緩和・安楽確保の技術	1	安楽な体位の保持	★	2				
	2	罨法等身体安楽促進ケア		2				
	3	リラクゼーション技法（例：呼吸法・自律訓練法等）		2				
	4	精神的安寧を保つための看護ケア （例：患者の嗜好や習慣等を取り入れたケアを行う）		2				
⑫感染防止の技術	1	スタンダードプリコーション（標準予防策）の実施	★	1				
	2	必要な防護用具（手袋・ゴーグル・ガウンなど）の選択	★	1				
	3	無菌操作の実施	★	1				
	4	医療廃棄物の規定に沿った適切な取り扱い	★	1				
	5	針刺し切創，粘膜暴露等による職業感染防止対策と事故後の対応	★	1				
	6	洗浄・消毒・滅菌の適切な選択		1				
⑬安全確保の技術	1	誤薬防止の手順に沿った与薬	★	1				
	2	患者誤認防止策の実施	★	1				
	3	転倒転落防止策の実施	★	1				
	4	薬剤・放射線暴露防止策の実施		2				
⑭死亡時のケアに関する技術	1	死後のケア		3				

厚生労働省：新人看護職員研修ガイドライン（改訂版），P.13，平成26年2月.

資料4　管理的側面についての到達目標

到達の目安　2：指導のもとでできる　1：できる

領域	番号	到達目標	★	到達目安	1カ月		3カ月		6カ月		11カ月	
---	---	---	---	---	自己		自己	他者	自己	他者	自己	他者
安全管理	1	施設における医療安全管理体制について理解する	★	1								
	2	インシデント（ヒヤリ・ハット）事例や事故事例の報告を速やかに行う	★	1								
情報管理	1	施設内の医療情報に関する規定を理解する	★	1								
	2	患者等に対し，適切な情報提供を行う	★	2								
	3	プライバシーを保護して医療情報や記録物を取り扱う	★	1								
	4	看護記録の目的を理解し，看護記録を正確に作成する	★	2								
業務管理	1	業務の基準・手順に沿って実施する	★	1								
	2	複数の患者の看護ケアの優先度を考えて行動する	★	2								
	3	業務上の報告・連絡・相談を適切に行う	★	1								
	4	決められた業務を時間内に実施できるように調整する		2								
薬剤等の管理	1	薬剤を適切に請求・受領・保管する（含，毒薬・劇薬・麻薬）		2								
	2	血液製剤を適切に請求・受領・保管する		2								
災害・防災管理	1	定期的な防災訓練に参加し，災害発生時（地震・火災・水害・停電等）には決められた初期行動を円滑に実施する	★	2								
	2	施設内の消火設備の定位置と避難ルートを把握し患者に説明する	★	1								
物品管理	1	規定に沿って適切に医療機器，器具を取り扱う	★	2								
	2	看護用品・衛生材料の整備・点検を行う	★	2								
コスト管理	1	患者の負担を考慮し，物品を適切に使用する	★	2								
	2	費用対効果を考慮して衛生材料の物品を適切に選択する	★	2								

厚生労働省：新人看護職員研修ガイドライン（改訂版），P.15，平成26年2月.

表4 看護技術習得案（A外科病棟）

研修内容：外科疾患の看護を学ぶ。外科疾患の治療・頻度の多い検査を学ぶ
研修目標：外科疾患治療後に必要な退院指導・在宅で自己管理できるよう指導ができる

時期	項目（看護）	目標	評価方法	担当者
4月	ドレーン管理・創部観察	・PNSペアと共に行動し確認できる ・経腸栄養の管理・看護を理解する	・e-ラーニング	新人教育担当者
5月	ドレーン挿入中の看護 経腸栄養の看護・管理 検査：造影検査・培養検査	・ドレーン挿入中の看護を理解できる	・e-ラーニング ・新人チェックリスト合格	新人教育担当者
6月	創傷処置・介助・洗浄 インスリンの実施 自己注射指導 手後前後の入室・ベッド作成	・メインメンターと共に介助につき実施する ・術後ベッド準備物品の必要性が理解できる	・e-ラーニング ・術前・術後の看護をペアで経験する	新人教育担当者
7月	腹腔鏡手術（胃・胆嚢・大腸・ヘルニア），乳がん手術，甲状腺がん手術の術前・術後の看護・退院指導 検査：センチネル検査	・腹腔鏡・乳がん・甲状腺の治療・術前・術後の看護の流れを理解する ・関連した検査の手順・注意点を理解する ・プライマリーナースの働きを理解する ・クリニカルパス対応患者の受け持ち（プライマリーナース）を行う	・e-ラーニング ・術前・術後の看護をペアで経験する ・指導を受けながら退院指導ができる	新人教育担当者
8月	呼吸器（肺がん）の術前・術後の看護 検査：術前VATSマーカー 胸腔ドレーンの管理	・肺がんの術前・術後の看護の流れを理解する ・検査の準備・介助を理解できる（患者の受け持ちを行う）	・e-ラーニング ・術前・術後の看護をペアで経験する	新人教育担当者
9月	血管（ASO・腹部大動脈瘤）の術前・術後の看護 検査：血圧脈波：皮膚灌流圧検査）	・ASOの治療・術前・術後の看護の流れを理解する ・関連した検査の手順・注意点を理解する ・夜勤業務の理解と夜勤で行う処置の介助や実施ができる（夜勤独り立ち）	・e-ラーニング ・術前・術後の看護をペアで経験する ・検査の正常値が分かる ・新人チェックリスト・夜勤項目の合格	新人教育担当者
10月	膵がん　肝がん　胆がんの術前・術後の看護 開腹術の看護 カンファレンスで事例発表ができる	・肝胆膵解剖の治療・術前・術後の看護の流れを理解する ・関連した検査の手順・注意点を理解する	・e-ラーニング ・術前・術後の看護をペアで経験する ・指導を受けながら，退院指導ができる	新人教育担当者
11月	大腸がんの術前・術後の看護・開腹術の看護 ↑ ストーマ管理	・大腸がんの治療・術前・術後の看護の流れを理解する ・関連した検査の手順・注意点を理解する ・ストーマ物品の購入方法が理解できる ・身体障害者手帳申請手続き，退院指導が理解できる	・e-ラーニング ・術前・術後の看護をペアで経験する ・ストーマ物品の注文ができる	新人教育担当者
12月	胃がんの術前・術後の看護 ↑ 栄養指導 NSTについて	・胃がんの治療・術前・術後の看護の流れを理解する ・関連した検査の手順・注意点を理解する ・退院指導ができる ・経腸栄養とNSTについて病態に結び付けることができる	・e-ラーニング ・術前・術後の看護をペアで経験する	新人教育担当者
1月	化学療法・放射線治療の看護・技術	・化学療法の手順や看護の注意点が理解でき，ペアで手順に基づいて実施できる ・放射治療の看護の注意点を理解する	・e-ラーニング	新人教育担当者
2月 3月	食道がんの術前・術後の看護 人工呼吸器の管理 ↑ エンゼルケア	・食道がんの病態・治療方法を知識として知ることができる ・人工呼吸器の管理や取り扱いが理解できる ・死亡後の手続きとエンゼルケアの技術が習得できる	・e-ラーニング ・術前・術後の看護をペアで経験する	新人教育担当者

※e-ラーニングは，後述「研修方法と展開」の項（P.103）で詳説する。

表5 教育計画年間パス（A外科病棟）

	4月	5月	6月	7月
一般病棟業務開始目安	■フレッシュパートナーとして患者の受け持ちをする	■夜勤開始	■複数患者の受け持ちをする	■退院時サマリーを書く ■重症度，医療・看護必要度入力と確認（先輩と一緒に）
A外科病棟業務開始目安	■メインメンターと共にケアや処置の見学および一部実施 ■看護補助者業務（2日間） ■夜勤開始	■フレッシュパートナーとして業務を行う ■点滴伝票の取り扱い ■創部の観察 ■手術入退出（見学） ■クリニカルパス患者の入院時データベースをとり13領域の入力も行う（先輩看護師と一緒に）	■当日担当患者の記録を書く（先輩と一緒に） ■インスリンの使用・指導 ■手術入退室の実際	■患者の受け持ち看護師となる ■退院時サマリーを書く（先輩と一緒に） ■重症度，医療・看護必要度の入力（先輩と一緒に） ■腹腔鏡手術の看護 ■乳がん患者の看護
集合教育（Off-JT） ※シ） ↓ シミュレーション	3日：スタンダードプリコーション（感染対策室） 4日：リスクマネジメント（医療安全管理室） 5日：看護記録・クリニカルパス 6・7日：電子カルテ 10日：誤嚥防止・食事介助（言語療法士） 検体の取り扱いについて（検査部） 病院保安と警備 リハビリテーション 11日：看護倫理 毒薬・劇薬・麻薬の取り扱い（薬剤部） 放射線被曝予防（放射線科） 医療機器安全管理（ME） 看護協会・看護連盟 12日：患者給食（栄養部） インスリンの理解（認定看護師） NST（リンクナース） 24日：シ）経管栄養・懸濁法 25日：シ）歩行介助・トランスファー 27日：シ）静脈注射・静脈留置針・点滴ルート	8日：排泄ケア 11日：補液管理（認定看護師） 酸素療法（認定看護師） メンタルヘルス（臨床心理士） リスク感覚（医療安全管理室） 25～26日：輸液ポンプ（MEセンター）	1日：フォローアップ研修 29～30日：人工呼吸器	7日：コミュニケーション（認定看護師） 12日：シ）BLS
勉強会				
到達度目標（目標時期であり必ずしも習得しなければならない時期ではない）	□車いす移乗 □搬送（□ストレッチャー・□車いす） □清拭・更衣（臥床患者） □末梢血管留置患者の清拭 □陰部洗浄（□男性・□女性） □吸引（□口腔・□鼻腔） □点眼 □尿検査 □医療廃棄物の分別 □血液汚染のおむつの分別 □臥床患者のベッドメイキング	□術後患者のベッドメイキング（□全麻・□腰麻） □座薬挿入 □経口薬の与薬 □心電図モニターの装着および電子カルテの設定 □口腔ケア（吸引を使用する患者） □便培養 □経管栄養 □蓄尿 □抜針（□翼状針・□静脈内留置針） □ネブライザー吸入の実施と片付け	□薬液溶解（□シリンジ・□生食Ⅱポート） □翼状針での静脈内注射 □静脈内留置針挿入 □三方活栓を使用しての側管からの薬液投与 □皮下注射 □フレックスペンを用いたインスリンの施行 □輸液ポンプの使用 □胃瘻からの経管栄養（□イルリガートル・□加圧バッグ） □腸瘻からの経管栄養（□イルリガートル・□栄養ポンプ） □柵センサーの設置依頼 □酸素吸入 □吸引（気管） □膀胱留置カテーテル挿入（女性） □痰培養（□吸引・□喀出） □血液培養 □救急カートチェック □導尿（□女性・□男性） □摘便 □吸引（口腔・鼻腔・気管内） □創傷処置（ガーゼ交換）	
部署特有技術	□経管・経腸栄養の看護 □創部の観察 □物流カードの取り扱いの説明が理解できる	□ドレーン挿入中の看護 □創部の観察 □滅菌物（臨時）の請求受け取り □薬剤請求方法が分かる	□創傷処置介助（洗浄含む） □インスリン注射の実施・自己注射者の看護 □手術入室前後の準備と看護 □各種検査前後の準備と看護	□腹腔鏡手術の入退出看護 □乳がん看護
評価	到達度1カ月（自己評価のみ）		到達度3カ月	
アウトカム	□挨拶ができる □時間を守る □体調管理が行える □病棟業務・助手業務が理解できる □電話に出て，部署名・新人○○ですと名乗り，内容が報告できる	□点滴伝票と点滴の取り扱いができる（先輩と一緒に） □ケアの実践ができる □報連相ができる □夜勤に備えた体調管理ができる □各種検査の流れが分かる	□入院の一連入力ができる □プライマリーナースの役割を知る □アナムネ聴取し看護プロファイルの13領域入力から問題立案ができる	□退院処理ができる □看護サマリーが書ける □重症度，医療・看護必要度が入力できる（先輩と一緒に）

	8月	9月	10月	11月	12月	1月	2月	3月
		■医師の指示受け（先輩と一緒に） ■夜勤独り立ち	■カンファレンスで事例報告をする					
	■パス使用以外の患者の受け持ち開始（先輩が必ずフォロー） ■リーダーへ担当患者の状態報告（先輩看護師と一緒に） ■胸腔鏡手術の看護とICU退室看護	■日勤のフレッシュパートナー終了（月末） ■居残り業務開始 ■医師の指示受け（先輩と一緒に） ■転棟時の時の申し送り開始（先輩と一緒に）	■ショートカンファレンス時に事例を出す（先輩と一緒に） ■退院支援カンファレンス時に患者の情報提供をする ■開腹術後の看護（ICU退室後からの看護）		■リーダーへ受け持ち患者の状態報告 ■プライマリー患者の退院支援の実施	■即入患者の申し送りを受ける		
		7日：連絡・相談・報告トレーニング（新人教育担当） 8日：心電図モニターアラーム・アラカルト		17～25日：宿泊研修（日時未定）		11日：コミュニケーション（認定看護師）		10日 研修修了式

母校里帰り研修

	8月	9月	10月	11月	12月	1月	2月	3月
	□輸液ポンプの使用 □シリンジポンプの使用 □食事介助（誤嚥リスクの患者） □シャワー介助 □筋肉注射 □中心静脈カテーテル刺入部消毒 □動脈血採血の介助 □膀胱留置カテーテル挿入の介助（男性） □中心静脈カテーテルからの点滴施行	□輸血の取り扱い,施行 □輸血以外の血液製剤の取り扱い,施行 □更衣（中心静脈持続点滴患者） □十二誘導心電図の実施	□中心静脈カテーテルからの点滴施行 □麻薬（貼付剤・注射・内服）の取り扱いと施行				□体位ドレナージ	
	□ドレーンバッグの取り扱い（J-VAG：SBドレーン） □肺がん看護	□麻薬（注射薬）の取り扱いと実施 □開腹術後の看護	□化学療法の手順が分かる □放射線治療の手順	□化学療法の手順が分かる □放射線治療の手順	□気管カニューレの交換介助	□エンゼルケア（保清・書類取り扱い）	□死後のお見送り	
		到達度6カ月					到達度11カ月	
	□即入患者の入院受け入れができる（先輩と一緒に）	□先輩と一緒に医師の指示受けが行える	□ケースカンファレンスで事例を出すことができる（先輩と一緒に） □ショートカンファレンス時に患者の情報共有が発表できる		□退院サマリーが一人で書ける □転棟,転院サマリーが書ける（先輩と一緒に）	□即入患者の申し送りを受けることができる（護送患者）	□転棟,転院サマリーが書ける □即入患者の申し送りを受けることができる（担送患者）	

フレッシュナースほっとミーティング

　集合教育だけではなく各看護単位でも，新人たちが定期的に集まる機会を設けています。新人が，具体的に目標を到達するための準備や過程を協議し，時には失敗を共有するなど，さまざまな情報を全員が得られる場となっています。情報や悩みを共有し助け合うことは重要であり，新人たちが孤立することなく，視野を広げて自己を客観的に見つめ，自己の課題を明確にできる機会としています。

　到達目標を達成できたことを承認したり他者評価をしたりする場でもあり，勤務の都合に合わせて看護単位責任者・新人教育担当者・メンターなどのいずれかが参加し，ファシリテートしています。

　2カ月に1回1時間，各看護単位が日時を決めて行っています。フレッシュナースほっとミーティングの記録用紙（**資料5**）は，本ガイドラインにも掲載しています。

資料5 **フレッシュナースほっとミーティングの記録用紙**

1年目（　　　）会

	（　　　　　）病棟
参加者／新人	（　　　　　）
その他参加者	（　　　　　）

【1年目の現状（困りごと・できたこと・よかったことなど）】
※1年目の思いをしっかり聞いてください

【リフレクション】

【教育担当者からの助言・指導内容】

【問題点・検討事項】
【課題】
【課題に対する取り組み・計画など】

教育担当者（　　　　　）

新人研修プログラム（表6）

　新人研修プログラムの項目は，厚生労働省が示す「新人看護職員到達目標」の項目を網羅した内容にしています。研修内容や方法は，研修責任者が各看護単位の新人教育担当者と共に検討しており，OJTと連動するように計画しています。また，新人研修管理委員会では，日本看護協会の「看護者の倫理綱領」や「看護業務基準」，厚生労働省が提示している「新人看護職員研修ガイドライン」に基づき，研修内容・方法の最終決定を行っています。

表6	新人研修プログラム		
研修項目		**研修内容**	**研修方法**
①社会人として必要な基本姿勢と態度		採用者に望むこと	挨拶
		医療人・社会人としての自覚	講義
②看護職員として必要な基本姿勢と態度		看護部の体制	講義
		看護部オリエンテーション	講義
③新人看護職員研修の概要		新人研修体制	講義
④技術的側面	衣・食・生活援助技術	患者給食	講義
		患者移送 歩行介助・トランスファー	e-ラーニング 演習・講義
		誤嚥防止	講義
		経管栄養・胃瘻の管理（懸濁法）	e-ラーニング・演習
		排泄ケア （膀胱留置カテーテル・導尿・浣腸・おむつ）	e-ラーニング 演習・講義
	与薬の技術	インスリン注射・皮下注射・筋肉内注射	e-ラーニング・演習
	救命救急処置技術	吸引	e-ラーニング 講義・演習
		輸液ポンプ・シリンジポンプの取り扱い	講義・演習
		人工呼吸器・DCの取り扱い	講義・演習

④技術的側面	救命救急処置技術	救急看護（BLS） 	e-ラーニング・演習
		心電図モニター	e-ラーニング・演習
	症状・生体機能管理技術	フィジカルアセスメント	e-ラーニング
		酸素療法	講義
		補液療法	講義
		検体の取り扱い	講義
		放射線の被曝防止	講義
		心不全の看護	講義
		インスリンの理解	講義
		皮膚・褥瘡ケア	講義
	感染防止の技術	スタンダードプリコーションの実際	講義・演習
	安全管理,災害・防災管理	病院の保安と防災	講義・演習
⑤管理的側面	安全管理,災害・防災管理,情報管理	医療安全	講義
		毒薬・劇薬・麻薬薬剤管理	講義
		情報管理・電子カルテの操作	講義・演習
	情報管理	看護過程（情報収集）・看護記録の基本	講義
		NST・栄養評価	講義
⑥IV*ナース	IVナースⅠ	静脈注射の実践に必要な知識（安全な手技） 血管確保・輸液の安全管理 倫理・医師の指示に対する看護師の自律的判断	e-ラーニング 講義 演習
		安全な静脈注射（インシデント事故事例を含む）,静脈注射と安全管理, 薬剤の基礎知識, 実技演習, 実技テスト	テスト
	IVナースⅡ	造影剤 抗がん剤の作用機序と副作用 麻薬の種類と管理方法 輸血の種類と副作用 	e-ラーニング 講義

	誰もができる報連相（チームステップス）	講義・演習
看護実践能力	看護場面の倫理	講義
	コミュニケーション	講義・グループワーク
	意思決定支援	看護協会オンデマンド・グループワーク
フォローアップ研修	2週間，3カ月	グループワーク
自己の健康管理	メンタルヘルス	講義
	労働衛生	講義
	随時，新人教育担当者・実地指導者にてサポート	OJT
メンタルサポート	定期，リエゾンナース	面談
	必要時，リエゾンナース・臨床心理士	面談
	部署別新人会，1～2カ月ごと	ミーティング
院外研修	チームビルディング 1事例リフレクション・フィードバックのフレームワークの理解	野外活動 グループワーク

*Ⅳ：Intravenous Injection 静脈内注射

▶多職種参加・多職種教育

　集合研修はさまざまな職種と合同で行われ，講師も多職種が担っています。新入職員を迎える前の3月に多職種の部門責任者と合同で協議し，研修内容，各部門からの参加人数，講師の調整などの確認を行っています。

▶研修体制の工夫

　新人研修などの充実を図るため，地域，同規模の施設間および，医療連携している施設間で教育連携することも重要です。

　当院は，岡山県看護協会が企画している「新人看護職員研修受け入れ」を行っており，2015年度より3施設17人の新卒看護師の研修生を受け入れています。研修生によっては，60時間以上の研修を当院の新人と共に学んでいます。他施設の研修生からは，シミュレーターを用いた研修が最も好評であり，侵襲性のある看護技術の実技演習は，自信につながる重要な研修となっています。

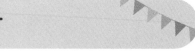

ポートフォリオ

▶入職1年目用のポートフォリオ活用

　1年間の成長記録として，ポートフォリオを活用しています。新人が自らの目標を持ち，獲得した能力や成果を蓄積するために，A4用紙2枚に1年間のポートフォリオ（**資料6**）を作成しています。4・6・9・2月に記載し，自部署の新人教育担当者と部署単位責任者に確認印をもらうこととしており，自己の成長を部署の指導者と共有しています。

資料6 入職1年目のポートフォリオの書き方

・教育担当者・単位責任者に確認サインをもらいましょう（4・6・9・2月）
・下記の書式で記載してください

1枚目の表（4月に記載）	1枚目の裏（4・6月末に記載）
1年後になりたい自分の姿 1. 2. 3. 　　　　↑ 　　1年後に向かって自分がやりたいこと，願うこと 1. 2. 3. 　　　　　記載日　所属部署　氏名 　（その都度日付・名前・師長の印鑑）	入職3カ月間での目標を果たすために **具体的に何をやり遂げたいのか**（4月記載） 1. 2. 3. **具体的に実行すること** 1. 2. 3. **この3カ月で身についたこと**（6月末記載） 1. 2. 3.

2枚目の表（9月記載）	2枚目の裏（1月記載）
学んだこと 失敗したこと 疑問点 自己評価・課題	**成長したことベスト3** 1. 2. 3. これまでに得たことをどう活かしていますか？ いつ，どこで，どんな状況で，誰に，どのように，具体的にイメージして書いてください

▶キャリアファイルの活用

　看護師の入職時には，全員にキャリアファイル（**写真4**）を配布しています。これは，看護師の成長記録として利用でき，経験の蓄積を可視化することができるという特徴があります。また，継続教育の記録としても活用でき，所属部署や医療機関が変わっても利用できるので，過去の経験や学習を忘れることなく自己の振り返りを行うことができます。1冊のバインダーファイルには，次の7点をファイリングしています。

①新入研修資料
②入職1年目用ポートフォリオ
③キャリアファイル
④看護部オリエンテーション冊子
⑤看護部教育計画
⑥Off-JT年間計画
⑦自部署・個人年間計画

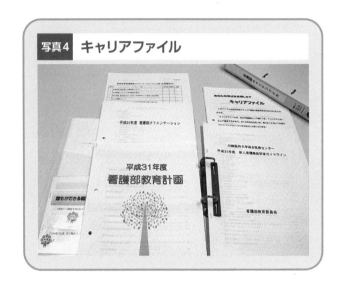

写真4　キャリアファイル

　これら以外にも，経験したもの（研修修了証や復命書の控え，研修で作成した発表資料など）をファイリングし，各人で管理しています。キャリアファイルは詰め所内に置き，チームで活用することも可能です。キャリアファイルの活用は，自己のキャリアを確認する一助となっています。

研修方法と展開

　研修方法と展開について，一部を紹介します。

▶OJT（On the Job Training：実務を通じた現任教育）と Off-JT（Off the Job Training：職場外で行う教育・訓練）

　新人研修は，Off-JTとOJTを繰り返しながら進めています。講義形式のものはe-ラーニングなどのITも活用し，項目ごとにテストを実施しながら進めています。
　Off-JTに関しては，講義・映像による学習・演習（シミュレーション・ロールプレイ）を行います。また，部署での実践においても，研修室での復習や実施後に自

己の行為の振り返り（リフレクション・フィードバック）を部署ごとに行っています。シミュレーション研修は，臨床教育研修センターのみで行うのではなく，自部署で実際に物品を準備し，看護実践できるようにすることを重視しています。

当院は2014年度よりe-ラーニングを導入しており，300種類以上の看護技術，検査手順などの手技，70以上の動画講義を自由に学習できる体制にあります。看護手順はすべてここで学ぶ手技に統一し，当院独自のものはe-ラーニングのテキストに追加しています。自己学習後はテストを実施できるため，看護技術のシミュレーション研修を行う前の事前課題として「テスト100点獲得」の指示を出しています。したがって，指導者もe-ラーニングのテキストの手順に沿って指導することを統一しています。また，到達目標の自己評価・他者評価もe-ラーニングのテキストに入力することができ，全体での到達状況を確認することができます。研修修了後は，実際の臨床の場において，指導者と共に手順に沿って実施することができます。

シミュレーション研修は，教育委員のメンバーのみではなく，自部署のメンターが数人ずつ指導者として参加しており，個々の新人の習得状況に応じて繰り返し指導しやすくなっています。シミュレーション研修での指導者には，シミュレーション教育の基本を学ぶ機会を設けており，内容は，新人教育担当者の育成（P.108），メンター（実地指導者）の育成〈P.109〉の項を参照してください。

▶看護技術習得

看護技術習得は，講義→演習・シミュレーション→臨床現場での実践の順に行うことが有効です。まずシミュレーションを実施し，次に手技を実際に見せて，実際にやって手を添える，危険でなければ一人でやってもらう，といった段階的なOJTが大切です。シミュレーションの後には振り返りを行い，何ができるようになったのか，何が課題なのかを見いだします。特に侵襲性の高い行為については，事前に集合研修などにより，新人の習得状況を十分に確認した上で，段階的（スモールステップ）に実践させる必要があります。そして，段階（ステップ）ごとに評価し，できなかった場合は1つ前の段階に戻るなど，確認しながら研修を進めます。

シミュレーション研修には自部署のメンターが指導に入り，OJTでは，メンターから「実施できた」と3回評価されたら独り立ちの許可を出し，それまでは指導を受けながら実施することとしています。

一般病棟の夜勤の独り立ちは9月を目標（**表7**）としているため，6月にはⅣナース研修レベルⅠ・Ⅱが修了するように計画を立てています。過去に，注射の実践で独り立ちした時にインシデントが多発したため，2017年に教育委員，教育担当者のメンバーで新人のインシデントの分析を行いました。その結果，新人が分からないことや初めて行うことを，周囲に発言できなかったことと，ペアで働く看護師が新人の到達状況を把握していないことが多くの原因であることが分かりました。そこで，注射で独り立ちする時期は，メインメンターができるだけ同一勤務になり段階を追って指導することを推奨し，本ガイドラインにも示しました。翌年からⅣナース研修を導入したこともあり，同様のインシデントは減少しました。

表7	一般病棟業務を開始する時期の目安	
:---:	:---:	
開始時期	**具体的業務内容**	
4月	・患者の受け持ち看護師となる ・夜勤の開始	
6月	・複数患者受け持ちをする ・入院時データベースをとる	
7月	・退院時サマリーを書く ・重症度，医療・看護必要度確認と入力	
9月	・医師の指示受け ・夜勤独り立ち勤務（サポートなし）	
11月	・カンファレンスで事例を出す	

▶ローテーション研修

厚生労働省が1年目に習得することが望ましいとしている新人看護職員到達目標の各項目を自部署で実施できない場合は，6カ月以降〜2年以内に必要項目習得のため，関連のある病棟で経験ができるよう研修を実施しています。病棟外の部署では，関連病棟でローテーション研修を3日〜1週間程度行い，病棟でしか行えない看護技術を体験しています。

▶ピアサポート（peer support：同じような立場の人によるサポート）

研修責任者は，新人の職場適応の状況を十分に把握すると同時に，精神的な支援のできる専門家が新人や関連するスタッフをサポートできる体制を整備しています。リエゾンナースが入職者と定期的に面接を行い，職場適応が促進されるよう支援しており，必要に応じて公認心理師や産業医に紹介しています。

さらに，ピアサポート形成に重きを置いた研修を企画しています。適宜，集合研

修の後などに，新人同士が交流できる場を２カ月に１回設け，日々の研修の中に，看護実践の振り返りや日常生活リズムの把握などの精神的支援の方策を組み入れています。新人同士で今の自分たちの状況や気持ちを話し合い，客観的に自己を見つめる機会を設けています。「同期が一番の支えとなり，１年間を乗り越えることができた」「今の状況は自分だけではないことを知ることが励みになった」と，２年目になった看護師から多く聞いており，自部署・他部署を問わず同期との交流の場は貴重な経験であると考えます。

研修評価と修了認定

▶評価の考え方

　新人の評価は，習得できたことを確認する（事実承認）と共にフィードバックを行い，新人が自信を持って一歩ずつ能力を獲得していくために行うものです。評価者は，新人と一緒に考え，励ます姿勢で評価を行います。

▶評価時期

①到達目標は１年間で達成するものですが，評価時期は就職後１カ月，３カ月，６カ月，11カ月を目安としています。研修責任者は，タイムリーに全部署の到達状況を把握し，遅れている項目や早期に習得が望ましい項目を確認し，新人教育担当者だけではなく，個別に看護単位責任者にも協力を呼びかけ，到達項目が網羅できるよう支援しています。

②就職後早期の評価は，新人の職場への適応の把握などの点から重要であり，精神的な支援も含めて綿密に行う必要があります。

▶評価方法と修了認定要件

①評価は自己評価に加え，新人教育担当者とメンターによる他者評価を行います。

②評価には，到達目標に関するチェックリストなどの評価表（自己評価および他者評価）を用いることとし，総合的な評価を行うにあたっては面談を実施しています。新人到達目標の到達目安のうち，１年目での習得が望ましい項目かつ自部署で到達できる項目において，「１．できる」または「２．指導のもとにできる」が70％以上を，研修修了認定要件としています。

③評価は，その時にできないことを次にできるようにするためのものであり，基本的には臨床実践能力の向上を目指したフィードバックを行います。例えば，技術ができたかできなかったかのみを評価するのではなく，次の行為につながるようにできたことを褒め，強みを確認し励ますような評価を行います。

④総括的評価は，各部署の所属長が行います。**資料7**の評価表を用い，自部署独自の到達度も追記し，それらの結果をもって判断します。これらのデータは，最終的に新人管理委員会で確認し，研修修了の可否を決定しています。その後，新人研修管理委員会において確認と修了認定を行います。ただし，11カ月経過した時点で修了認定要件を満たさない場合は，修了認定を1カ月延期し，新人教育担当者が個別に指導を行い再評価します。

⑤新人研修修了者には，病院長・看護部長連名で修了証を発行します。

＊　　＊　　＊

以上のような修了認定の要件は，新人にとって重要な内容であるため，入職時のオリエンテーションでは，本ガイドラインの説明と共に明確に伝えています。

資料7　新人看護職員到達度11カ月評価

部署名（　　　　　　　）
看護単位責任者（　　　　　　　）　　新人教育担当者（　　　　　　　）

対象者氏名（　　　　　　）	評価者評価					自己評価				
到達目標	1	2	3	4	コメント	1	2	3	4	コメント
Ⅰ．看護職員として必要な基本姿勢と態度										
Ⅱ．看護技術										
Ⅲ．管理的側面										
小計										
合計										
％										

部署単位責任者総合評価

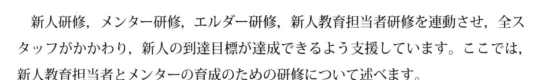
指導者の育成

　新人研修，メンター研修，エルダー研修，新人教育担当者研修を連動させ，全スタッフがかかわり，新人の到達目標が達成できるよう支援しています。ここでは，新人教育担当者とメンターの育成のための研修について述べます。

▶新人教育担当者の育成

　新人教育担当者は，自部署の全スタッフが指導にかかわれるよう教育体制を設定しています。そして，研修を企画する上で必要な新人教育担当者の到達目標を定めています。

到達目標

①新人の職場への適応状況を把握し，新人研修が効果的に行われるよう，メンターと新人への指導および精神的支援ができる。

②施設の新人研修計画に沿って，看護単位責任者と共に，部署における新人の研修計画を立案し，実施・評価ができる。

③新人同士，メンター同士の意見交換や情報共有の場を設定し，新人とメンターとの関係調整および支援ができる。

新人教育担当者の研修スケジュール

　新人教育担当者としての不安や負担感を軽減することを目的として，各看護単位責任者による支援を定期的に実施する必要があります。また，新人教育担当者を経験することが，本人の成長につながるように支援します。

　研修スケジュールを**表8**に示します。初めてこの役割を任命された主任（副主任）は，研修責任者・看護部教育委員（担当者2人）から新人教育スキルについて講義を受けることとしています。研修内容であるシミュレーション教育，マイクロスキルズ，ギブスのリフレクションサイクル，プログラム立案（ガニェ9つの教授事象・研修アンケートの作成・ガニェ学習成果分類・テーマの絞り込み）は，研修責任者が多くの学習の中から選定したものです。そして，新人教育担当者は，自部署のメンターに自分の言葉で伝承していくことになります。人に伝えられるようにするために，自己学習も必要となるのです。

　新人教育担当者は，院外研修支援として，岡山県看護協会の新人教育担当者研修に参加することとしており，2011〜2018年度に29人が受講しており，この研修での学びや発見を共有しています。

表8	新人教育担当者の研修スケジュール			
研修項目	実施時期	研修内容	方法
---	---	---	---
①新人教育における 教育担当者の役割	4月	**本ガイドラインから** ・組織の理念と人材育成の考え方 ・教育担当者に対する期待	講義 グループワーク
②到達度の理解と 設定	5月	・新人パスの確認 ・自部署特有の看護技術習得案の確認 ・自部署における新人研修の到達目標の設定 ・自部署での教育体制の整備	講義 グループワーク
③新人教育スキル	6月	・シミュレーション教育 ・マイクロスキルズ ・ギブスのリフレクションサイクル ・プログラム立案（ガニェ9つの教授事象・ 研修アンケートの作成・ガニェ学習成果分 類・テーマの絞り込み）	講義
④フォローアップ	9月	・自部署の問題を抽出し，自部署の課題を他 部署と共有する	グループワーク
	11月	・新人到達度評価6カ月の検討	グループワーク
	1月	・自部署の問題を抽出し，自部署の課題を他 部署と共有する ・新人到達度評価11カ月に向けて	グループワーク

▶メンター（実施指導者）の育成

　メンターの研修を企画する上で必要な到達目標は，以下のとおりです。

到達目標

①新人の職場への適応状況を把握し，新人へ基本的な看護技術の指導および精神的
　支援ができる。

②施設の新人研修計画に沿って，新人教育担当者・看護単位責任者と共に，部署に
　おける新人研修の個別プログラムを立案し，実施および評価ができる。

メンターの研修スケジュール（表9）

　メンターの研修は，各部署の新人教育担当者（主任）が担当しています。研修項
目・研修内容・方法などについては，新人教育担当者会で検討し，研修責任者・看
護部教育委員（担当者2人）が支援しています。

表9	メンター研修のスケジュール			
研修項目	実施時期	研修内容	方法	担当
①組織の 教育システム	前年度 1月	本ガイドラインから ・当院の教育体制 ・メンターの役割	読み合わせ	実地指導者研修 修了者 新人教育担当者
②個々の プログラムを 立案する能力	3月	シミュレーション教育	講義	新人教育担当者
③教育的に かかわる力	4月	社会人基礎力 事実承認	講義	新人教育担当者 部署教育担当者
④適切な関係性を 築くコミュニ ケーション能力	前年度 1・3・ 4・6・ 9・11月	メンター・エルダー会開催	グループワーク	新人教育担当者 部署教育担当者
⑤置かれている 状況を把握し， 一緒に問題解決 する能力	6月	実地指導者リフレクション	グループワーク	新人教育担当者 部署教育担当者
	9月 11月	・9月：新人のリフレクショ ンフィードバックのポイ ント ・11月：ギブスのリフレク ションシートを活用し事 例検討	講義 グループワーク	新人教育担当者

　院外研修として，毎年3～5人程度が岡山県看護協会主催の実地指導者研修を受講しており，2012～2018年度に40人が受講しています。実地指導者研修修了者もメンターの研修をサポートしています。

　部署によっては，メンターの中からリーダーを1人配置し，看護単位責任者や新人教育担当者と相談しながら，1年間の新人教育，メンター・エルダー教育支援を主体的に行っています。メンター・エルダー個々がそれぞれの立場で年間目標を設定し，それぞれが成長できる仕組みにしており，部署独自の進め方をしています。メンター会・エルダー会では，新人教育での困難事例などを話し合いながら，新人個々に合わせた支援を検討しています。悩みを共有したり，他者の教育観の違いに触れたりする場でもあり，話し合うことで教育の視野が広がっています。

新人研修プログラムの研修計画，研修体制などの評価

　新人研修は，Off-JTとOJTを連動させて評価する必要があります。そのため，新人教育担当会を通して，OJTの実際と評価をもって研修の内容や方法について見直し，翌年の研修計画の策定に役立てています。

　研修プログラムの妥当性や適切性を確認し，研修プログラムの目標の達成度を判断しています。以下の３点にポイントを絞って評価しており，次年度の本ガイドラインに反映しています。

①研修における目標，内容，方法，研修体制，講師，教材の適切さ，研修の開催時期，時間，場所，評価時期，経費の適切さなどの研修の企画・運営の評価

②新人の到達目標の達成度とその時期

③研修参加者の研修達成感や満足度の評価

　Off-JTでは，新人を対象に無記名アンケートを行っており，研修の理解度，今後への活用度，研修時間について調査し，自由記載欄も設けて満足度を測っています。タイムリーに新人全体にフィードバックすることもありますし，これらを参考にしてOJTでの補足や次年度の計画へ修正する材料にすることもあります。

　OJTでの評価は，各部署で行うフレッシュナースほっとミーティング（P.98参照）や，メンターの聞き取りなどにより新人の立場から研修に対する感想も取り入れ，OJT教育を検討しています。新人教育担当者を通し，Off-JTがタイムリーにOJTと連動するよう情報共有し，各部署の新人の到達目標が達成できるよう推進しています。新人教育担当者が個別指導に行き詰まった時には，新人教育担当者会で事例検討を行い，他部署からの個別指導の実際や工夫，成功事例などを踏まえたアドバイスを得ながら進めています。

　Off-JTの講師には研修の企画書を作成してもらい，研修の目標が達成できるよう進めています。現在行っている集合教育の一つを紹介します。**資料8**は，慢性心不全看護認定看護師が講師を務めた2018年度の研修のシラバスです。研修の時期は７月末とし，前もって受講生から心電図についての困り事などをアンケートで確認しておき，それが解決するような内容も盛り込んでいます。機器の使い方，モニター設定の仕方，テクニカルアラーム対応の学習ニーズも高く，臨床工学技士がサポートするなど，研修効果が高まるようにしています。研修受講者のアンケートの

資料8 新人研修（心電図モニター）の研修シラバス

テーマ	心電図モニター			対象者数
日時	7月27日	時間数	3.5時間	
場所	川﨑佑宣記念ホール			62人
講師名	慢性心不全看護認定看護師　○○○○			

学習の狙い
- 心電図を正しく装着し，テクニカルアラームの対応方法を学ぶ
- 心電図の波形を理解し，正常・異常の判読・心電軸を学ぶ
- 医療機器の操作方法を学ぶ

学習の目標
- 心電図の装着ができる
- 異常アラームが分かる
- アラーム内容・対応が分かる
- 機器装着・設定ができる

研修スケジュール

時間	カリキュラム	研修内容
9：00〜9：30	アンケート結果の概要 心電図基礎	・アンケート結果内容の公表 ・解剖：刺激伝導系 ・心電図波形：正常波形
9：30〜9：40	休憩	
9：40〜10：40	生体情報モニター概論 ベッドサイドを想定した操作実習	・機器構成：送信機，受信機などの違い ・測定原理：心電（誘導）・SpO_2・呼吸 ・操作方法：セントラルモニター操作方法 ・取り扱い注意：雑音・筋電図・テクニカルアラームなど ・胸郭の模型を10人に1台程度準備し$EtCO_2$モニターを用い，心電図の電極を装着し，筋電図の入り方，呼吸の動きなどを10波形で確認する
10：40〜10：50	休憩	
10：50〜11：20	心電図波形解説実習	・波形読み取り：心拍数測定・同停止時間 ・不整脈：各不整脈アラームと対処法
11：20〜12：00	グループワーク	・講義を踏まえ，実際の波形1〜2例を例題に班ごとに相談して解説する
12：00〜12：30	発表・まとめ	・リーダ（進行係）と記録係を決めておき，話し合った意見をまとめ発表する

結果で，今後への活用度についての解答は，2017年度は84.9％であったものが，2018年度は92.9％に上昇していました。これは，研修責任者と講師たちが工夫している内容の一つです。

おわりに

　当院が行っている新人研修に関連した取り組みを述べました。新人が到達目標を達成するためには，Off-JTとOJTを連動させた教育体系が必要です。そして，一人ひとりの新人が看護実践の基礎を形成する1年間とするためには，指導者もまた共に学ぶ姿勢がなければなりません。新人教育担当者を，研修責任者・看護部教育委員担当者・看護単位責任者が支援し，メンターを新人教育担当者が支援し，メンターもまたエルダー・新人を支援します。このような教育体系が2013年から着実に進み，Off-JTとOJTを実践しています。

　厚生労働省は，2022年度入学生からの導入に向けた第5次カリキュラム改正の検討を進めています。従来からの過密カリキュラムの課題に加え，少子超高齢多死社会の進展に伴う医療提供体制の変化に応じた教育内容の見直しの方向性が打ち出されており[6]，具体的には，コミュニケーションや臨床推論能力を強化するための単位数の増加が挙げられています。それは，対象者の複雑性・多様性に対応した，より総合的な看護ケアの提供が求められているからです。

　これからの看護基礎教育にも着目しながら，卒後教育での臨床判断能力の強化を推進していくために，新人の研修体制も常に変化に即したものにしていきたいと考えます。

引用・参考文献
1）厚生労働省：新人看護職員研修ガイドライン（改訂版），平成26年2月.
　https://www.mhlw.go.jp/file/06-Seisakujouhou-10800000-Iseikyoku/0000049466_1.pdf（2020年3月閲覧）
2）井部敏子編集・著，高屋尚子他著：プリセプターシップ―育てることと育つこと，序章，ライフサポート社，2012.
3）福井トシ子監修：新卒看護師教育「アプリコットナースサポートシステム」，P.10～130，メディカ出版，2008.
4）橘幸子，上山香代子（2013）：新看護方針 PNS導入・運営のコツ研修，日総研出版，セミナー資料，2013年11月23日.
5）野津浩嗣：人がおもしろいように育つ ホメシカ理論，P.17，梓書院，2014.
6）厚生労働省医政局看護課：厚生労働省「看護基礎教育検討会」における検討状況.
　http://www.mext.go.jp/b_menu/shingi/chousa/koutou/098/gijiroku/__icsFiles/afieldfile/2019/05/27/1417062_5.pdf（2020年3月閲覧）
7）川崎医科大学総合医療センター看護部：新人看護職員研修ガイドライン改訂版，2019.

指導を受けた新人の声（松井）

　私は急性期病院の看護師として働いています。入職３年目で，日々新しいことを学びながら忙しく過ごしています。今では職場環境や仕事にも慣れ，看護師として働くことの楽しさも実感できるようになりましたが，そのように思えるようなったのは新人時代のさまざまなサポートのおかげだと思います。ここでは，新人研修などを通した私の変化についてお話しします。

入職前の新人宿泊研修

　私は岡山県立大学保健福祉学部看護学科を卒業し，当センターに就職しました。当法人の大学には看護科がありますが，私はほかの大学から就職したためほとんど知り合いがおらず，法人内大学出身の新人より人間関係に対する不安が大きかったと思います。

　当センターでは，入職前に新人の宿泊研修があり，１泊２日でさまざまなレクリエーションやディスカッションなどが行われます。ランダムにつくられたグループで，どのようにしたら過ごしやすい病院になるのか，どのようにしたら楽しく働ける環境になるのかなどを初対面のほかの新人と話すうちに，具体的に自分が病院で働いているイメージがわいてきました。同時に，分け隔てなく意見交換することで仲間意識が芽生え，知り合いも増えたことにより，入職に対する不安が和らいだことを覚えています。

　今でもその時にグループで一緒になった看護師と職場で会うと，互いに頑張って働いていることが分かり，うれしくなります。

リエゾンナースのサポート

　当センターでは，新人のメンタルケアの一環として，１年目の前半と後半に１回ずつリエゾンナースとの面談が行われています。新人１人ずつに対して面談の時間を取ってもらえるため，人に気を使うことなく正直に思っていることを話すことができます。面談場所もそれぞれで違うため，次に面談をする人に相談事が聞こえてしまうような心配もありませんでした。

リエゾンナースは，何でも相談してよいのだと思わせてくれるような柔らかい雰囲気があり，仕事で大変なことや悩み，うれしかったことなどを肩の力を抜いて打ち明けることができました。優しく私の話を聞き，時には先輩としてアドバイスももらえます。

　違う職場の先輩と直接的に話す機会はあまりありませんが，第三者という立場の人だからこそ話すことができる内容もあると思います。新人のつらい時期にこのような機会を持つことができ，とても貴重な時間となりました。

母校里帰り研修

　新人研修の一環として，当院では「母校里帰り研修」というものが行われています。母校里帰り研修とは，当センターに就職した同じ大学出身の同期の看護師と共に母校に赴き研修を受けるもので，里帰りする学校によって内容はさまざまです。私の母校里帰り研修では，在学中もお世話になり，実際に授業も受けていた先生の授業を在校生と共に受講しました。「呼吸器疾患Ⅲ〜肺結核症と気胸」と「循環器疾患Ⅳ〜先天性心疾患と心不全」の講義を2年生の看護学生と共に受講し，講義の間には病院の紹介や病棟の説明，どのような看護を行っているのか，働いてみてどうかなど，在校生と先生に向けて話をさせてもらいました（**写真1**）。

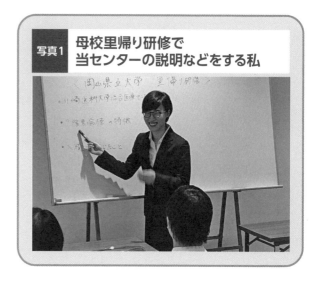

写真1　母校里帰り研修で当センターの説明などをする私

　講義は過去に受けたことがあるものでしたが，学生当時は知識をそのまま覚えようという意識が強く，臨床の現場でその疾患を持つ患者とどのようにかかわっていくかということまでには考えが及んでいなかったように思います。母校里帰り研修で改めて受講すると，実際に疾患を持つ患者と接しているため，注意しなければならない兆候と根拠がより明確に理解でき，さらに臨床で看護を行う上でより詳しく知りたいと思うこともあり，自分自身が看護師として成長していることが分かりました。

安楽であるはずのケアも，時間がかかりすぎると患者には負担が大きく，苦痛を伴うケアはなおさら負担になります。的確に看護を行うと，患者の苦痛は最小限かつ安全に行えます。その的確な看護を行う上で基盤となる知識・技術を学んでいたことを，在校生と共に講義を受けることで改めて実感しました。

　また，この機会を通じて，出身校が同じとは言え，病棟が違うと勤務も違い，ほとんど会うことがない大学時代からの同期と久しぶりに会って話すことができ，仕事で大変なことや困っていること，悩んでいること，うれしかったことなどを互いに話しました。病院の先輩や同じ病棟の同期の看護師にも相談などをすることはできますが，大学時代に共に授業や実習などを乗り越えてきた友人と話すことでよりリラックスでき，ストレスの発散にもなります。そんな気心の知れた友達と同じ病院で働いていることを実感でき，もし何かあればいつでも相談できるのだという安心にもつながりました。

　先生との談話では，社会人の先輩として相談に乗ってもらい，さまざまなアドバイスをもらいました。先生や大学の同期生と会えたことで，看護師を目指し入学した時のことも思い出され，初心に返って看護に向き合うことができたと思います。

入職後（秋ごろ）新人宿泊研修

　秋ごろには各病棟から新人が集まり，宿泊研修が行われました。その研修の中で，さまざまな病棟の新人とグループをつくり事例検討を行いました。そこで自分がどのような看護を行ったのかを同期の看護師に話すと，自分が考えていなかった視点から意見がもらえたり，病棟ごとに異なる方法があったりと，事前に自分自身で振り返った時よりも深く学ぶことができ，看護に対する視野が広がりました。

　また，ICUやHCU，SCUなど一般病棟とは異なる病棟の事例検討では，重症度の高い患者が事例に挙がり，気管挿管や人工呼吸器に関するものなど，私がまだ経験したことがない治療が行われており，重症度の高い患者への技術的な看護と心理面での看護について話し合うことができ，まだまだ勉強することがたくさんあることを目の当たりにしました。

　翌日には，それぞれが取り上げた事例の一つについて，各グループが演劇形式でその看護場面を発表しました。それらの中には，病棟でよく見られる場面や自分自身も同じように困った場面もあり，みんなで考えた改善後の看護場面は，声のかけ

方や，他職種へのアプローチの方法，ケアの介入の仕方など，これから働いていく上で参考になるものばかりでした。

この宿泊研修を行った時期は，ちょうど仕事にも慣れ，独り立ちしたころです。就職した当初は日々の仕事を覚えてこなしていくことに必死でしたが，秋ごろになると仕事にも余裕が生まれ，自分が得意な部分と苦手に思っている部分が少しずつ分かるようになります。この宿泊研修は，ほかの新人が何に困っているのか，その解決方法などを話し合うと同時に，自分を振り返り，自分が成長するためには何が必要なのかを考える良い機会となりました。

また，今まで忙しく，病棟の同期で集まって話す機会がほとんどなかったのですが，この研修でゆっくりと話すことができ，普段困っていることや聞いてみたかったこと，うれしかったことなどを話して励まし合うことができました。病棟では緊張して張りつめている空気が和やかになり，同期の看護師同士できずなが深まったように感じました。その後は，同期の看護師と勤務が同じ日にはさらに安心感を感じることができ，仕事中も同期にアドバイスをもらいながら日々頑張ることができました。

新病棟立ち上げメンバーとしての病棟異動

新人1年目の冬に新しく循環器疾患患者を対象とした専門病棟を立ち上げることとなり，初期メンバーとして新病棟へ異動となりました。元の病棟から異動する1年目の看護師は私のみだったため不安は大きかったですが，それまでお世話になった頼りになる先輩たちと一緒に異動でき，心強く思っていました。

新しい病棟を一からつくり上げていく中で，私も新人ではなく一人の看護師として意見を言える雰囲気をつくってもらうことができ，伸び伸びと新病棟開設に取り組めたと思います。さまざまな病棟から集まった先輩たちと共に日々コミュニケーションを取り，親睦を深めながら病棟開設に至りました。準備期間は人間関係の構築においてとても重要な期間であり，その期間があったからこそ，新病棟開設がスムーズに行えたと思っています。

現在もこの病棟で働いていますが，この病棟の立ち上げに携わることができたことは良い経験であり，自信につながっています（**写真2**）。

まとめ

　ここでは，私の新人時代のエピソードをいくつか紹介しました。それぞれ内容の違う話ですが，一貫して言えることは，人間関係の構築が新人にとって重要であるということです。宿泊研修をはじめ，母校里帰り研修や病棟ごとの研修，新病棟開設など，どれもコミュニケーションを取って新しい人間関係を構築したり，仲間とのきずなを深めたりすることができた出来事でした。

　どんな仕事でも就職1年目の新人時代はつらく苦しいものだと思いますが，そのつらい気持ちを和らげて支えてくれるのは，友人はもちろんのこと，同じ職場で働いている同期や先輩です。同期や先輩とのコミュニケーションが円滑であるほど，分からないケアや技術も質問しやすく，早期に身につけやすいです。また，コミュニケーションがしっかり取れていると，インシデントやアクシデントも起こりにくく，仕事を安全に効率良く行うことができます。そうすることで早い時期から仕事に慣れることができると思います。

　また，気心の知れた友人や同期と分からないことや不安なことなどを相談することは精神的にリフレッシュができ，連日緊張しながら働いている私にとって友人や同期と話をする時間はとても大切なものでした。同期と同じ勤務の日は，普段より職場へ向かう足取りが軽くなるほどです。リフレッシュできる環境がなければ，新人時代を乗り越えることはできなかったと思います。入職前の宿泊研修，中期の母校里帰り研修，後期の宿泊研修というように，欲しい時期に同期とゆっくりとかかわることができる環境が整っていたこともスムーズに関係を深めることができた理由です。

　新人の時はたくさん乗り越えるべき壁があると思います。勉強して知識を深めることもとても重要ですが，自分一人では限界があります。そんな時に助け舟を出してくれるのは頼れる仲間です。研修を通して人間関係の幅を広げ，頼れる仲間と共に乗り越えてほしいと思います。

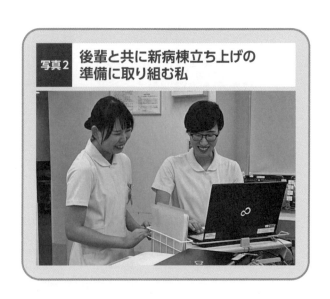

写真2　後輩と共に新病棟立ち上げの準備に取り組む私

夜勤デビューを
支援する

習得状況に応じた独り立ち

川崎医科大学附属病院　大室真由美　髙山裕未

マンツーマン指導と丁寧な振り返りで自信を回復（大室）

当部署の特徴

　内科系，外科系など疾患を問わず，15歳以下の子どもたちが入院している当院の小児病棟には，小児看護に携わりたいと希望する新人看護師（以下，新人）が毎年3〜6人配属されます。当部署の勤務体制は2交代制で，夜勤は16時30分〜翌日9時です。

　小児看護は，乳児期から思春期までを対象としているという特徴があります。そして，成長発達途上にある子どもは1年間で著しく成長します。身体的・精神的発達の面から考えても，それぞれの年齢で異なる看護が必要であり，多岐にわたる疾患や成長発達段階などから，多くの知識と技術が必要とされます。

　また，看護の対象が患者である子どもだけではなく，家族も含まれるというのも小児看護の特徴です。子どもにとって一番の心の支えは両親であるため，当部署は可能な限り家族が付き添っています。わが子が病気やけがで入院するということは，家族にとってとてもつらいものです。不安や動揺，自責の念を抱えており，とてもナイーブな精神状況にあるため，母親を中心としたその家族の対応にはとても繊細な心配りが必要です。家族，特に母親とのつながりは小児看護に携わる看護師にとってとても重要です。

　夏休みなど，子どもたちの長期休みを利用して入院することが多く，毎年7月中

旬〜9月初旬に患者数が増加する特徴があります。

　こうしたことから，当部署では新人に習得してもらいたい疾患の知識・技術項目とその達成時期を明記した小児病棟独自の新人月別チェックリスト（**資料**）を作成しています。達成時期は，入院患者が多くなる7月を目標としています。

　新人の教育・サポート体制は，新人一人ひとりに，プリセプター・実地指導者・チームリーダーを配置し，その上にいる副主任と教育担当者である主任が各チームの状況を把握しています（**図**）。1年を通してチーム全員で新人を支援・指導するシステムです。

夜勤デビューの計画

　夜勤デビュー（独り立ち）は，夜勤デビュー計画表（**表**）に準じて進めています。

　看護の対象が小児だけではなく家族も含まれることから，デビューには，知識・技術の習得だけでは不十分です。コミュニケーション力や家族への対応力やセンスも必要であり，デビューの判断は次のように慎重に行っています。

　毎月のリーダー会で新人一人ひとりの状況を話し合い，情報を共有しています。前述した新人月別チェックリストを用いて新人の技術習得状況を確認し，次のステップに進めるかを検討しています。夜勤デビューは，1年目の10月を目標にしていますが，進捗状況によっては時間を要する新人もいます。

　新人は，他の新人と自分を比較して自分が遅れているのではないかと不安になり，自信をなくす傾向があります。計画どおりに進まない新人に対しては，看護師長が個別面談を行い，次のステップに進めない理由を説明すると共にどうすれば次に進めるのかについて本人と話し合い，具体的な方法を一緒に考えています。

事例紹介
計画どおりに独り立ちできないAさん

　新人Aさんは看護大学を卒業後，当部署に配属されました。小児看護に携わりたいという強い希望を持ち，看護師という職を選んだようです。その年に当部署に配属された新人は4人おり，Aさんは誰に対しても優しく接することができ，天真爛漫な性格でした。

新人月別チェックリスト

見学したら正の字を記入。
3回を目標にペアナースに勤務中に確認してもらい，実施できたら印をもらう

達成時期の目標	技術項目	見学	実施	印
○	入院オリエンテーション			
○	輸液ポンプの取り扱い			
○	シリンジポンプの取り扱い			
○	三方活栓の使用方法			
○	末梢点滴ルートの作成			
○	末梢点滴ルートの交換			
○	末梢点滴ロック			
○	留置針抜針			
○	末梢点滴管理			
○	側管からの薬剤投与（点滴）			
○	側管からの薬剤投与（ワンショット）			
△	点滴確保の介助（間接）			
♡	点滴確保の介助（直接）			
○	浣腸			
○	坐薬挿入			
△	沐浴			
△	酸素マスク・ネーザル			
♡	酸素テント（成人用）			
♡	酸素テント（小児用）			
○	オリーブ管による吸引			
○	吸引チューブによる吸引（鼻・口）			
♡	気管内吸引			
△	定期入院受け			
△	術前オリエンテーション			
△	手術出し			
△	手術迎え			
♡	回復室迎え			
♡	麻薬（フェンタネスト作成・伝票管理）			
	腰椎穿刺			
	骨髄穿刺			
	IVHルート作成			

○：4・5月，△：6月，♡：7月
※腰椎穿刺，骨髄穿刺，IVHルート作成の項目は，症例数が少ないので8月以降でも可

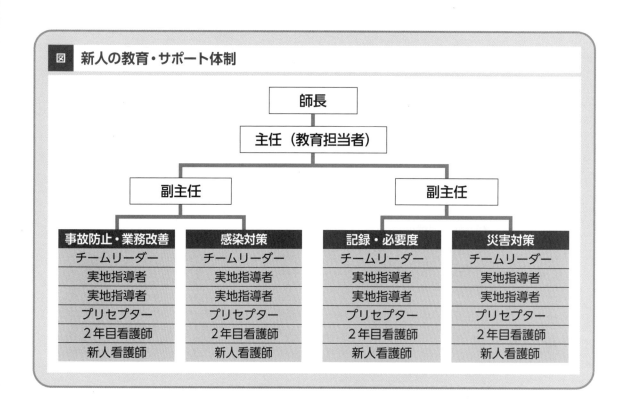

図　新人の教育・サポート体制

師長

主任（教育担当者）

副主任　　　　　　　　　　副主任

事故防止・業務改善	感染対策	記録・必要度	災害対策
チームリーダー	チームリーダー	チームリーダー	チームリーダー
実地指導者	実地指導者	実地指導者	実地指導者
実地指導者	実地指導者	実地指導者	実地指導者
プリセプター	プリセプター	プリセプター	プリセプター
2年目看護師	2年目看護師	2年目看護師	2年目看護師
新人看護師	新人看護師	新人看護師	新人看護師

表　夜勤デビュー計画表

時期	夜勤回数	担当患者数	内容
4月	1～2回	なし	ふれあい夜勤と称し，今までに経験したことのない時間帯での勤務を体験し，夜勤業務の流れを感じる
5月	2～3回	なし	夜勤業務の内容について説明してもらいながら，先輩看護師と一緒に動く
6月	3～4回	先輩看護師の担当する患者のうち3～4人程度	先輩看護師指導のもと，一緒に看護実践を行う
7～8月	4～5回	先輩看護師の担当する患者のうち5～6人程度	先輩看護師指導のもと，一緒に看護実践を行う
9月	4～5回	6～7人	基本的には1人で看護実践を行い，後から先輩看護師が患者や病室を巡回し，不備や異常がないか確認する
10月	4～5回	7～8人	独り立ち

▶入職時～1年目9月

　当部署の新人教育計画表に基づいて指導を進めました。環境に慣れる段階である4月は，先輩看護師（以下，先輩）と一緒に行動し，とても生き生きと働いていました。夢であった小児看護に携われたことを心から喜び，夢や希望に満ちあふれているように思われました。しかし，環境に慣れる時期を過ぎ，患者を担当しはじめると，Aさんの様子が変わってきました。

学習が不足しているため，指導が生かせないAさん

　患者に安全な看護を提供するためには，疾患や成長発達についての学習は必須です。Aさんがどこまで理解しており，どの部分を指導・援助すればよいのかを知るために，先輩は勤務前にAさんに細かく確認していましたが，Aさんの学習は圧倒的に不足していました。前述したように，小児看護では疾患が多岐にわたるため，その学習だけでも膨大な量で，こつこつと学習していかなければ追いつきません。疾患を理解しそれを看護につなげることはどの新人にとっても難しいのですが，Aさんは基本的な知識さえも学習できていない状況でした。そんなAさんに先輩は，細かく指導していましたが，指導された内容を次に生かすことができず，先輩が同じことを何度も指導・助言するという状況が続きました。

　看護業務においても，Aさんは他の新人の倍以上時間がかかり，依頼されたことを忘れることも多く，その結果，患者家族からクレームを受けることもありました。Aさんは，徐々にほかの新人たちよりも進捗状況は遅れていきました。

10月からの夜勤デビューを断念

　リーダー会でも毎回Aさんのことが検討事項として取り上げられ，成長の兆しが見えないAさんにリーダー看護師（以下，リーダー）たちは頭を痛めていました。各リーダーは，Aさんに声をかけ学習の進捗状況を確認したり，学習方法について具体的に提案したりしていましたが，効果はありませんでした。新人月別チェックリストの項目達成を夜勤デビューの目安と考えていましたが，ほかの新人たちが夜勤デビューする中，Aさんは6月の状況から進むことができませんでした。10月からの夜勤デビューは到底無理な状況であったため，Aさんにそのことを伝える面談を行いました。

▶1年目10月〜1年目12月

Aさんとの面談

　今の状況では10月からの夜勤デビューは難しいことを伝えました。Aさんはその言葉を素直に受け止め，納得してくれました。この面談の際，どのような学習をしているのかをAさんに尋ねてみました。Aさんは，分からなかったことに対し学習しようという気持ちはあるものの，繁忙な業務に身体的にも精神的にも疲弊しており，帰宅後は学習できないと答えました。また，計画を立て学習することが苦手で，学習しはじめてもすぐに気が散り，集中することが難しいと語りました。習得すべき疾患の基本的な知識について効率的に学習することが，Aさんにとっては難しいということが分かりました。

　そこで，幅広く学習することが難しいAさんに対し，担当する患者の疾患を限定し，繰り返し担当することで学んでもらう方法を試みました。また，先輩には，学習のポイントをより具体的に伝えてもらい，学習の範囲を狭めるようにしてほしいことを伝えました。Aさんのペースにいら立ちを見せる先輩たちの話を聴き，温かく見守ってほしいことを繰り返し伝えました。

まずは日勤業務の独り立ちを目指すが…

　日勤での担当患者数は4〜6人に対し，夜勤での担当患者数は8〜12人になるため，日勤業務がままならないスタッフを夜勤業務に従事させることは，患者の安全を守るという側面からも難しいことです。そこで，日勤で先輩から多くの支援を受けながら業務を遂行しているAさんを，まず日勤業務の中で独り立ちさせることを目標にしました。担当患者数を3人程度に減らし，できる範囲で同じ疾患の患者を続けて担当できるように患者の振り分けました。しかし，Aさんの学習はそれでも不足しており，先輩からの指導もすぐに忘れてしまい，何度も同じことを指導することが続きました。また，抜け落ちている業務が多いという状況も変わらず，それをサポートする先輩たちの負担といら立ちは蓄積していったのです。とうとう12月のリーダー会で，Aさんに患者を担当させることは難しいのではないかという意見が出て，1月からしばらくの間はフリー業務に従事してもらうという結論に至りました。

▶1年目1月〜2月

フリー業務で笑顔が戻った

　Aさんにリーダー会で決定したことを伝えたところ，Aさんは落ち込んだ様子でしたが，納得し頑張ってみると話しました。フリー業務とは，患者を担当せず，患者を担当している看護師の業務をサポートする業務です。担当看護師に時間的な余裕がない時に，患者の清拭や沐浴などの看護ケア，検査・処置の介助を行います。業務を依頼する時は，患者の情報や注意点を具体的に伝えるよう，先輩たちに依頼しました。この時期にも夜勤は続けていましたが，段階としては，この時期も，夜勤デビュー計画表の6月程度の状況でした。

　しかし，フリー業務になったAさんに変化が現れはじめました。患者を担当している時期は，表情が固くおどおどとした印象でしたが，フリー業務になってからは入職時の笑顔が戻り，生き生きとしていました。

先輩たちにも変化が

　患者を担当していた時は，その患者のことで頭がいっぱいになり周囲のことが全く見えていませんでしたが，病棟全体の状況を見られるようになり，大変そうなスタッフに声をかけ，サポートできるようになりました。そんなAさんに対し，先輩たちにも変化が見えはじめました。これまで，Aさんを，学習が進まない，何度指導しても成長しない困った新人という認識していましたが，自分の仕事をサポートしてもらうと，「ありがとう。とっても助かった」と感謝の言葉が自然に出るようになっていきました。

　この時，先輩たちはAさんを，困った新人ではなくチームの一員として受け入れることができたのだと考えます。そして，Aさんの成長を感じた先輩たちから，再度Aさんに患者を担当させてみてはどうかと提案があり，3月からAさんに患者を担当してもらうことをリーダー会で決定しました。

▶1年目3月

再び患者を担当する

　再び患者を担当するようになったAさんでしたが，学習が遅れている，優先順位をつけることができない，注意力が散漫でミスや仕事の抜けが多いという状況は続きました。結局，Aさんは思うように成長することはなく，夜勤デビューができないまま1年が経過したのです。

高度急性期病院である当院での勤務は，Ａさんに合っていないのではないかとも考えましたが，Ａさんの患者や家族に対する対応を見ていると，看護師としての感性を感じ，どうにか一人前に育てたいという気持ちがわいてきます。それでも，入職して１年経っても夜勤デビューができないＡさんを，どのように指導していけばよいのか悩みました。

リーダーＢさんのマンツーマン指導

　Ａさんの問題は，①学習が進まず知識が圧倒的に不足している，②ミスや仕事の抜けが多いという２点です。この２点の問題を解決するには，それまでの指導方法では効果がないと考え，１人の先輩にマンツーマンで指導してもらうことを思いつきました。その時に頭に浮かんだのがリーダーのＢさんです。

　Ｂさんは，高い看護実践力とコミュニケーション力を持ち，後輩たちから憧れの存在でした。看護に対して常に向上心を持ち，さまざまな研修に参加して病棟に還元しようとする行動力があり，誰に対しても公平な態度で接する姿は，まさにモデルナースと呼ぶにふさわしい人物でした。Ａさんに対していら立つリーダーが多い中で，Ｂさんは他の新人と同じようにＡさんに接し，指導を続けていたのです。そんなＢさんにＡさんの教育を任せたいと考え，そのことを伝えたところ，「どこまでできるか分かりませんが，やってみます。私もＡさんは知識を習得すれば良い看護師になると思っています」と快諾してくれました。

　そこで，次年度のチーム編成では，Ｂさんがリーダーを務めるチームにＡさんを配置し，可能な限りＡさんとＢさんが一緒の夜勤になるよう勤務の調整をしました。

▶2年目4月～2年目12月

Ａさんに合わせた，具体的できめ細かな指導

　Ａさんの夜勤は，夜勤デビュー計画表の７～８月の段階から始めました。

　ＢさんはＡさんに，「勉強して知識がつけば，いろいろなことが見えたり考えたりできるので，看護がもっと楽しくなるよ」と励まし，学習する内容に優先順位をつけて１つずつ課題として提示しました。そして，学習の仕方やポイントも具体的に指導しました。１週間に１度は学習の進捗状況を確認し，どこで困っているのかを聞きアドバイスをしていました。また，Ａさんを焦らせないよう配慮し，Ａさんのペースに合わせて地道に指導しました。１年目の時も，先輩たちは具体的な学習方法を指導していたのですが，大きく違うことが２つありました。１つは，学習す

る内容に優先順位をつけて1つずつ課題として提示したこと，もう1つは短い周期で定期的に進捗状況を確認したことです。それまで行っていた指導は，いつ何を学習すればよいかなど教えなくても，大人の学習者だからそれくらいは分かるだろうし，分かってもらわないと困るといった指導者側の勝手な思いで，具体的には指導していませんでした。優先順位をつけることができないAさんにとって，日々の看護業務に必要とされる膨大な知識を習得することは，何から手を着けてよいのか分からず，頭の中が混乱していたのでしょう。また，計画的に継続した学習をできないAさんにとって，短い周期で進捗状況を確認されることが学習するきっかけになっていたとAさんは話しています。

　Aさんは1つの課題をレポートにしてまとめ，Bさんに提出しました。そのレポートにBさんは，びっしりとアドバイスやコメントを記載し，Aさんに返却します。この交換日記のようなやりとりを続け，Bさんのきめ細やかな指導により，Aさんは少しずつ知識を増やしていきました。

人工呼吸器装着患者を担当

　ある時，Bさんが「人工呼吸器を装着した患者をAさんに担当させてみようと思います。私が一緒に行って，一つずつ指導します」と言いました。状態は安定していた患者でしたが，人工呼吸器を装着している患者を担当するには，かなりの知識が必要です。BさんはAさんに前日にそのことを伝え，その患者が使用している人工呼吸器の種類と現在の設定モード，人工呼吸器の画面に表示されていることが何を意味しているのかという基本的な学習だけでよいのでしてくるように説明しました。翌日，BさんはAさんの学習内容を確認し，不足している部分を指導しました。1日の行動計画を一緒に立て，病室に入る前には，今から何をするのか，何に注意しなければいけないのかを再度確認しました。一つひとつの技術や看護行為に対し，できていたことは評価し，不十分だったことは具体的にその都度指導し，Bさんの多大な支援のおかげで，Aさんはトラブルなくその患者を担当することができました。

　勤務が終わった後も，担当してみてどうだったか，何に困ったかなど総体的に1日の振り返りをしました。Aさんは，「同期の人たちは人工呼吸器を装着した患者さんを任されていて，私にはまだまだ無理だろうなと思っていたので，担当させてもらえてうれしかったです。今日はBさんに教えてもらってばかりでしたけど，分からなかったことは勉強して，次はもう少し1人でできることを増やしたいと思い

ます」と話しました。次の日もＢさんの指導のもと同じ患者を担当しましたが，前日に分からなかったことは学習してきており，１日目に比べ少し余裕を持って患者を見ることができていたとＢさんから報告がありました。このことが，指導者側が課題を提示しなくても，自ら知りたいという思いで学習することができるきっかけになったように思います。また，成功体験により自信にもつながりました。

　Ｂさんは，他のスタッフにＡさんの頑張りや学習の進捗状況について伝え，少しずつ成長していることを伝えてくれました。成長しない困ったスタッフと判断され孤立しかかっていたＡさんを，再度チームの一員に融合させてくれました。

勤務後の丁寧な振り返りで自信を回復

　少しずつ学習は進んできたＡさんでしたが，仕事中のミスや業務の抜け，優先順位がつけられない状態は同じでした。

　Ｂさんは勤務が終わった後，毎回Ａさんと個別で振り返りの時間を設け，実際に勤務中に起こったことを教材とし，どういう考えや思いでその時行動したのかをＡさんに尋ねていました。ＢさんはＡさんの考えを否定せず最後まで聞き，ディスカッションを行い，最後には的確なアドバイスを与えました。学習の効果が見えた時や，うまくできたことがあった時は，「よくできたね。あの対応はよかったね」と言葉にして具体的に褒めていました。

　また，夜勤中にＢさんは，Ａさんにいろいろなことを感じたり，考えてもらいたいと考え，自分の体験談や看護観をＡさんに話していました。元々感性が豊かなＡさんはＢさんの思いを聞くことにより，自分の引き出しを増やしていきました。また，Ｂさんに認めてもらえていることを肌身で感じ自信につなげていきました。

▶2年目1月～2年目3月─晴れて夜勤デビュー

　Ｂさんの努力の甲斐があり，Ａさんは新人教育計画表の項目をすべて達成しました。仕事の抜けやミスも減少したことでリーダーも納得し，試験的に１月から夜勤デビューしました。開始当初は，担当患者数を減らし，比較的安定している患者を選択しました。特に大きな問題もなく，３月には晴れて他の看護師と同様の業務をすることができるようになりました。

支援の振り返り

　患者を担当しはじめた時期から，Ａさんは他の新人より指導に時間を要するだろうとリーダーたちは感じ，ゆっくりとしたペースで進めていたものの，思うようにＡさんの成長につながりませんでした。そのため，Ｂさんは，優先順位を考え活用しやすい課題から提供してくれました。また，計画を立てることが苦手で，継続できないというＡさんの特性を理解し，こまめに声をかけて進捗状況を確認したことで，学習が進みました。

　書籍などから学ぶ「机上の勉強」も大切ですが，目の前で起こっている事象を教材とし学ぶ「実践の勉強」の方が，学習効果が上がりました。そして，一つひとつの経験を承認されることで，Ａさんの自己効力感が高まっていきました。

　Ｂさんの存在は，Ａさんにとって，自分のできているところを承認してくれる安心できる場所になっていたと思われます。その結果，分からないことを気軽に聞けるようになり，ミスが減少したのではないかと推察します。また，Ｂさんは，Ａさんのミスに対して，丁寧にすべてを受け止めながら聴くことに徹し，Ａさん自身が気づけるように導いてくれました。

　さらに，スタッフから尊敬され，影響力のあるＢさんが，他のスタッフにＡさんについて肯定的に伝えてくれたことで，スタッフのＡさんに対する見方が変わり，温かく見守る職場風土がつくれました。

夜勤デビュー支援を受けて（髙山）

混合病棟での勤務

　私は，脳神経内科と眼科の混合病棟で働いています。脳神経内科領域では，急性期を離脱した脳卒中・脳梗塞の患者の看護を行っています。また，筋萎縮性側索硬化症や多系統萎縮症とった，難病と言われる疾患の看護も脳神経内科領域に含まれます。眼科領域では，白内障や緑内障，網膜剝離などに対する手術前後の看護を行っています。

病棟の特性としては，日常生活動作の介助が多いことが挙げられます。脳卒中や脳梗塞を起こした患者は四肢に麻痺が出現することが多いため，日常生活動作の介助が必要です。さらに，脳卒中・脳梗塞の疾患の特性上，認知機能障害や不穏症状が出現する患者もいるため，病室から飛び出して徘徊したり，看護師に暴言を吐いたり，暴力を振るったりする患者もいます。したがって，全身状態の観察や点滴管理といった医療的行為を行いながら，日常生活動作の介助もしなければなりません。

これが大変なのです。働きはじめた当初は，決められた時間に行わなければならない医療的行為をこなしつつ，引っ切りなしに鳴るナースコールに対応することに苦戦する日々でした。先輩に指導してもらいながら，スケジュール管理の重要性や業務に優先順位を付けることを学んでいきました。この日勤でのスケジュールを管理する力や優先順位を付ける力が夜勤をこなす力の基礎となるのです。

前置きが長くなりましたが，これが私が働いている病棟の特性です。ここからは，本題である夜勤デビューについてお話しします。

ふれあい夜勤

当院の夜勤は2交代制です。日勤は8時30分から17時まで，夜勤は16時30分から翌朝の9時までです。したがって，夜勤は16時間30分の勤務となります。もちろん，間に食事休憩や仮眠の時間はあります。しかし，その時の病棟の忙しさによっては休憩時間の確保が難しい場合もあるのが現状です。何より新人は，休憩や仮眠の時間であっても気が休まりません。私も最初のころは，仮眠しようと思ってもなかなか寝付けず，結局一睡もできずに16時間30分の夜勤を終えたことがありました。したがって，まず夜勤デビューの第1関門は，夜勤時間のリズムに慣れることと言えます。

当院では「ふれあい夜勤」という新人教育プログラムがあります。これは，新人が夜勤の業務に触れ，生活リズムや業務の全体像をつかむことを目的として行われるものです。そのため，新人でも4月から夜勤が月に3回ほど組まれています。ただし，あくまでも"ふれあい"夜勤であるため，新人は受け持ち患者を持ちません。「ふれあい夜勤」では，先輩3～4人と新人1人で夜勤に入ります。

この場合，新人は人員としてカウントされていません。あくまでもプラス1人とした人員配置であるため，新人だけでなく，先輩にとっても負担が少ない状態で夜

勤をすることができるのです。新人は先輩とペアを組んで先輩と共に業務を見学し，夜勤の流れや看護技術を学んでいきます。さらに，医療物品の補充や翌日の清潔ケアの調整といった準備についても体験します。

夜勤ならではの学び

　この夜勤において一番重要な体験は，"夜に働く"という体験です。私は「ふれあい夜勤」を体験して，明け方に集中力が切れやすいことが分かりました。特に４〜６時の間です。個人的に「魔の時間」と名付けていますが，深夜の緊張が緩み，急に眠気が襲ってくるのです。しかし，６時ごろは朝に行う点滴や経管栄養などを準備する時間です。新人は１人で点滴を準備することはありませんが，その時に注意力が散漫になってしまうのはとても怖いことだと感じました。

　そうなってくると，大事になるのが仮眠時間にしっかりと休養することです。しかし，これがなかなか難しいのです。その時の夜勤の状況によりますが，早い場合は21時から仮眠に入ることもあります。普段21時に寝ることがない上に，夜勤前は昼近くまで寝ているため，なかなか眠れないのです。そのような時，やはり頼りになったのが先輩のアドバイスです。夜勤前日は何時に寝るのか，夜勤当日は何時に起きて，何時に昼食を食べるのかなど，細かいことまで教えてもらいました。そうして得た情報を参考にして，「ふれあい夜勤」の間に自分に合った生活リズムを見つけることができるのです。

　そしてもう一つ，「ふれあい夜勤」でした貴重な体験があります。それは，夜間になると高齢者や認知症患者の不穏症状が悪化するということです。一般的に夕暮れ症候群とも言われています。高齢者や認知症の患者は夕方になるとソワソワして落ち着かなくなり，徘徊をしたり，攻撃的になったりしてしまうことがあるのです。また，昼夜逆転している患者の場合も，夜間になると覚醒して行動的になったり，大声を上げたりするのです。もちろん，高齢者や認知症患者の周辺症状（BPSD）として夕暮れ症候群があることは知っていました。しかし，実際に目の当たりした時の衝撃は忘れられません。

　日勤帯ではあれほど穏やかだった患者が急に攻撃的になったり，叫んだりする姿に最初は戸惑いました。しかし，先輩はそのような興奮している患者に対しても冷静に対応し，他の患者の看護がおろそかにならないように業務を進めていました。

「ふれあい夜勤」では，そのような先輩の対応力を学ぶと同時に，日勤での看護の重要性を再認識することができました。

　高齢者や認知症患者は環境の変化に順応することが難しいとされています。特に，病院での入院生活は大きなストレスとなり，不安を増強させ，周辺症状（BPSD）を引き起こす要因となるのです。したがって，入院前の患者の生活背景を知り，可能な限り元の生活リズムに合わせたり，趣味をする時間を設けたりすることが大切になるのです。また，昼夜逆転している患者の場合は，日中に覚醒を促すことが重要となります。これができないと，夜間眠れないから睡眠薬を使う，睡眠薬を使うと朝まで薬効が残り日中傾眠傾向になる，夜に覚醒して眠れないからまた睡眠薬を使うといった悪循環に陥ります。この「ふれあい夜勤」での体験によって，生活リズムを整えるための看護の重要性が理論だけなく，実践の場においても理解できるようになりました。

夜勤デビューに向けて

　「ふれあい夜勤」の期間が終了すると，いよいよ患者を受け持つ夜勤が始まります。私が所属している病棟はチームリーダー制を導入しています。病棟内にＡチームとＢチームがあり，看護師は原則１年間，どちらかのチームに所属します。チームリーダー制のメリットは，基本的に自分のチームの患者しか受け持たないため，患者の状態を把握しやすいことが挙げられます。

　私の病棟は時期によって波がありますが，満床であれば夜勤では40人の患者を３〜４人の看護師で看ることになります。ただし，最初から大人数を受け持つわけではありません。症状の軽い患者３人程度から始まり，慣れるに従って受け持ち人数を増やしていきます。最終的には，日勤より多い患者を受け持つことになります。

　多数の受け持ち患者を持って夜勤をするに当たり，まず課題となるのが情報収集の仕方です。日勤より多い数の患者の情報，かつ日勤より長い時間の情報を収集しなければなりません。

　最初のころは，どのような情報をどのように収集したらよいのか全く分かりませんでした。しかし，先輩がどのような情報を収集すればよいか，一から教えてくださいました。その際，先輩が実際に情報収集したフリーシートを譲ってくれたのですが，それがとても役立ちました。最初は，毎回そのフリーシートを見ながらまねをして情報を収集するようにしていました。そうすることで，何が必要な情報なの

か，フリーシートにどのようなレイアウトで情報を書き込めば見やすいのか，学ぶことができました。

しかし，それでも必要な情報を収集しきれていないこともあります。そのため，私の病棟では独り立ちするまで必ず先輩に確認してもらうことになっていました。日勤看護師から夜勤看護師への申し送りが終わった後，自分が収集した情報と申し送りの内容を基に，行動計画や重点事項を先輩に伝えます。そうすることで，不足している情報や抜けていることを確認した上で，受け持ち患者のラウンドに回ることができるのです。

また，この時に自分一人でできないことを先輩に伝え，一緒に行ってもらうように依頼します。そうすることで，新人だけでなく先輩も夜勤中の予定を組み立てやすくなり，業務が円滑に回るようになるのです。

さらに，内服薬や点滴の準備を行う時も，必ず先輩に確認してもらってから実施していました。しかし，忙しい夜勤中にこれだけのことを確認してもらうのは大変です。17時の勤務交代と同時にラウンドを行いつつ，ナースコールにも対応しなければならないのですから。そこで私の病棟では，内服薬や点滴の準備は17時までに新人が行い，その後で先輩が確認するようにしていました。もちろん，患者に実施する前は再度ダブルチェックを行いますが，準備の段階においてはこの方法を採用することで，効率良く先輩の確認を受けることができるのです。

パニックになりそう

業務開始前の確認が終わったら，いよいよ受け持ち患者のラウンドがスタートします。しかし，冒頭でも説明したように，病棟の特性上，日常生活動作の介助が欠かせません。ラウンドを終えたら，すぐに夕食の配膳が始まります。私の病棟の患者は，食事行動がすべて自立しているという人はそれほど多くはありません。患者の疾患的特性に合わせてセッティングを行ったり，とろみを付けたりしていきます。食事介助が必要な患者が複数人いる場合もあります。それらすべての介助を行わなければならないのです。

しかし，この間にもナースコールは容赦なく鳴ります。特に，夕食前後はトイレに行きたい患者が集中するため，トイレ介助が優先されます。さらに，歯磨きや内服薬を希望するナースコールも鳴ります。夜勤デビュー当初は，このナースコール

ラッシュにパニックになりそうでした。

　先輩はそのような私の状況を見て，一度冷静になって優先順位を付けるように指導してくれました。排泄は生理現象だから我慢できません。ナースコールがあれば，すぐに対応する必要があります。一方，歯磨きは多少時間がずれても問題がないため，少し待ってもらうようにしました。ただし，それは患者がそれまでの人生で積み重ねてきた生活リズムを崩してしまうことにつながります。中には，すぐに対応しないことに怒りだす患者もいました。したがって，患者の要望にすぐに対応できない場合は，真摯に説明することが大切になります。その際，先輩の対応の仕方を参考にしました。初めのうちは，先輩のセリフをそのまままねて患者に説明していたのを覚えています。慣れてくると，その時の状況や患者の性格に合わせて事情を説明できるようになっていきました。

　また，内服薬については，認知機能に応じて最初のラウンド時に配るようにするとナースコール対応がスムーズになることを学びました。ただし，これに関しては，患者の意識レベルや認知機能の判断が非常に重要となります。意識レベルや認知機能が乏しい患者に内服薬を事前に渡してしまうと，正しい時間に飲めなかったり，なくしてしまったりする危険性があります。したがって，その患者が事前配薬可能か，先輩に相談するようにしていました。これは，独り立ちをする前だけでなく2年目になった現在でも相談していますが，新人にとっては先輩に相談できることが何より心強かったことを覚えています。

 最大の試練

　20時ごろになると，私の病棟では体位変換とおむつ交換に回ります。実は，この体位変換がとても大変で，臥床患者が多い時には1時間近くかかることもあります。したがって，体位変換やおむつ交換の手技にはスピードが求められます。

　最初のころは焦ってしまい，丁寧な手技を患者に提供できていませんでした。その結果，尿や便がおむつから横漏れしてしまい，患者に不快な思いをさせてしまっていました。

　そのような時，時間がかかってでも，一つひとつの手技を丁寧に行うことの重要性を先輩から教わりました。先輩は私が多少もたついていても，焦らせることなく，待っていてくれました。そのような指導のおかげで，少しずつ手技が確立し，丁寧

かつ素早く体位変換やおむつ交換ができるようになったのです。

　体位変換やおむつ交換が終了したら，就寝前のラウンドを行います。睡眠薬を配ったり，洗面や口腔ケアを行ったりします。またこの時に，高齢者や認知症患者に対してトイレ誘導を行っておくことも大切です。そうして就寝前のラウンドが終了したら，同じチームの先輩に申し送りをします。この時，先輩は，就寝前までにやらなければならないことを一つひとつ確認してくれました。そして，抜けていることがあったら，すぐに対応して再度報告するようにしていました。

　消灯後は，記録や点滴の管理などをしつつ，ナースコールに対応します。そして，しばらくすると新人にとって最大の試練である仮眠時間が訪れます。この場合の試練とは，自分が仮眠に入ることではありません。同じチームの先輩が仮眠に入ってしまうことです。つまり，自分一人でチームの患者全員を看なければならないのです。今までは分からないことがあったとしても，すぐに先輩に頼ることができました。しかし，これからはそうはいきません。基本的には自分で対応しなければなりません。そのため，仮眠に入る前に引き継ぎを行います。時間指定の点滴や内服薬を依頼したり，注意が必要な患者について情報共有をしたりします。その際，先輩が一つひとつ細かく指示を出してくれたことを覚えています。その指示のおかげで，先輩の不在時を何とか乗り越えることができました。

　逆に，自分が休憩に入る時も引き継ぎを行わなければなりません。最初のころは，依頼しなければならないことをうまく伝えられなかったり，休憩に入るまでにやらなければならないことをやり残してしまったりしていました。しかし，そのような時は先輩が気づいてフォローしてくれ，後で一緒に抜けていたことを再確認してくれました。さらに，違うチームの先輩に対しても情報共有や引き継ぎを行うことで，新人が絶え間なくフォローを受けることができるようにしてくれました。こうした支援のおかげで，私は先輩の不在時を乗り越えることができたのです。

一斉に鳴るナースコール

　朝の6時になると，起きている患者からラウンドを開始します。バイタルサインの測定や状態観察，採血や点滴の管理などを行っていきます。そして，ナースコールの対応。特に朝は，起きた患者からのナースコールが一斉に鳴ります。夜勤の中で一番ナースコールが重なる時間帯でもあり，とにかく大変です。ラウンドをしつ

つナースコールに対応しているうちに，朝食の時間になります。夕食の時と同様に配膳をし，食事介助に入ります。それが終われば，下膳をして最後のラウンドをし，夜勤が終了となります。

夜勤が終了すると，必ず先輩が夜勤の振り返りを一緒にしてくれました。できなかったことに対しては，なぜできなかったのか原因を探り，改善策を一緒に考えてくれました。また，最初のころはなかなか時間内に仕事が終わらないことが多かったのですが，先輩は私の仕事が終わるまで残り，記録漏れがないか確認までしてくれました。

いよいよ夜勤の独り立ち

こうして先輩のフォローを受けながら経験をしばらく積むと，いよいよ夜勤の独り立ちデビューを迎えます。これは病棟の方針や個人の能力によって時期が異なると思いますが，私は10〜11月ごろに独り立ちデビューをしました。独り立ちをすると，新人も1人の人員としてカウントされます。今まで3〜4人プラス1人の計4〜5人で夜勤をしていたのが，自分を含めて3〜4人で夜勤をすることになるのです。これは大変なプレッシャーです。夜勤の独り立ちを承認された時，喜びよりも不安な気持ちの方が大きかったことを覚えています。

2年目を迎えた現在でも夜勤前は不安な気持ちでいっぱいですが，デビュー当時はかなりストレスでした。「自分の分からないことやできないことが夜勤中に起こったらどうしよう」「一緒に夜勤をする先輩に負担や迷惑をかけるかもしれない」とさまざまな不安が渦巻いていました。しかし，独り立ちデビューをしたからと言って，完全に見放されるわけではありません。独り立ちをした後でも，先輩に気にかけてもらい，分からないことやできないことは指導してもらうことができました。これが，途中でくじけることなく夜勤を続けることができた理由だと思います。

新人は夜勤に対して大きな不安を抱くものです。しかし，当院では新人が夜勤に慣れていけるように，「ふれあい夜勤」の導入や余裕を持たせた人員配置などさまざまな取り組みを行っており，そのような支援の下で経験を積むことができます。そして何よりも，先輩の熱心で温かい指導が大きな支えとなりまた。

私は現在2年目となり，後輩もできました。私自身まだまだ未熟な部分がたくさんありますが，自己研鑽しつつ，新人に一番近い立場として，先輩から受けた支援や指導を後輩に返していきたいと思っています。

リーダーデビューを支援する

面接・面談と日常業務のリフレクションでリーダーを育てる

川崎医科大学附属病院 **黒住美樹**　　**大熊紗季**

リーダー育成に大きく影響したPNS®（黒住）

1〜2カ月で独り立ちするリーダー研修

　5階北病棟は，45床の回復期リハビリテーション病棟です。患者の自宅復帰率は7割以上、重傷者（日常生活機能評価10点以上）の割合は3割以上です。看護師は21人で、PNS（パートナーシップ・ナーシング・システム）®（以下，PNS）を取り入れています。

　当病棟でのOJTによる研修期間は，1〜2カ月程度です。その間，リーダー研修が実質できる機会は合わせて6日前後です。

　最初はリーダー看護師（以下，リーダー）のもとで，ペアで1日の流れを学びます。業務内容を把握できたら、以降は本人の力量に合わせてリーダーが補佐に回り，適宜アドバイスを受けながら独り立ちを目指します。

　1日の流れはチェックリストを作成しており，そのとおりにすれば業務上大きなミスは起こりません。リーダー研修期間の第一の目標はリーダー業務を間違いなくこなせることと言えます。リーダーの補佐としての業務はチェックリストの抜けがないかを確認する程度です。そのため，1〜2カ月という短期間で研修は終了し，リーダーとして独り立ちします。

　チェックリストを使用しながらリーダー業務ができればリーダーとして本当に独り立ちしたと言えるのか，リーダーがたったの1〜2カ月，実質6日前後の研修で独り立ちするのは早いのではと疑問に思われるかもしれません。そこで，本稿では

5階北病棟での取り組みの詳細を説明します。

PNS®とは

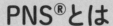

　PNSは，効率良く患者・家族に質の高い看護サービスを提供するという看護管理の目的を達成するために，福井大学医学部附属病院が看護実践を行う現場で編み出した新たな看護提供方式です。

　「看護師が安全で質の高い看護を共に提供することを目的に，2人の看護師が良きパートナーとして対等な立場で互いの特性を生かし，相互に協力しあって，毎日の看護ケアをはじめ，委員会活動，病棟内の係の仕事に至るまで，1年を通じて活動し，その成果と責任を共有する看護方式」と定義づけられています[1]。

　PNSとは従来の1人で行う自己完結型の看護とは異なり，2人3脚型と言われています。パートナー，グループ，そして病棟内で互いに補完し合う補完の4重構造（**図1**）が特徴です。

　PNSの重要なカギとなるのが，パートナーシップマインドです。パートナーシップマインドの柱となる「自立・自助の心」「与える心」「複眼の心」の3つのマインドが重要とされ，3つの要素「尊重」「信頼」「慮る」を持つ2人が序列関係を排除し対等に業務を行う看護制度です。

　当病棟では，3月末に1年間のパートナーを決めます。ポイントは，自分と違う

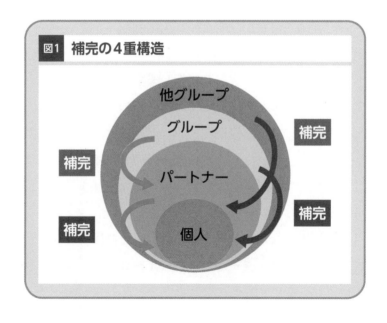

図1　補完の4重構造

特徴がある人がパートナーとなるということです。相違点は性格でも，習慣でも，好みの問題でも何でも構いません。ただ，仲が良いからという理由ではパートナーとして認められません。

「自立・自助の心」「与える心」「複眼の心」がパートナーシップマインドを確立する上での重要なポイントです。仲が良いパートナー同士では，自立した関係性を保つことは難しい上に，相違点がなければ自分の知識や考え方を補い合うことができません。2つの違った視点でダブルチェックを行うことでインシデント事案を未然に防ぐことができます。

そして，係活動もこのパートナーやグループで補完し合います。仕事上とは言え，1年間多くの時間を深くかかわる相手です。ここでの人選が，自分の考え方や習慣，仕事に対する姿勢など影響を与える出会いとなることもあります。

ペアとの情報共有

朝，情報収集をした後，その日のペアとミーティングで患者の状態や看護方針を話し合います。その後も，患者のラウンドをしながら患者の身体状況や環境の安全面など，気になることがあればその都度話し合います。例えば，身体拘束に関して2人で話し合い，環境を調整することで身体拘束を外せるのではないかと結論に至ったら，内容を必ずカンファレンス記録として看護記録に残して共有します。たとえ2人であってもそれはカンファレンスになるのです。

当病棟では，ペア間での話し合いが多く，これもPNSの特徴と言えます。ここで重要なのは，相手が先輩看護師（以下，先輩）でも遠慮なく思ったことを口にすることです。もちろん，先輩もいわゆる上下関係を気にするスタッフはいません。互いに寛容で認め合っています。「自立・自助の心」が生かされています。

医師のオーダーは各パートナー同士でとります。2人で必ず内容を確認し合うことが前提です。PNSの「複眼の心」でオーダーを確認し合い，疑問があればその都度医師に確認します。その際，医師とのやりとりも先輩から学ぶことができます。

リーダーへの報告は，緊急事態や命に係わる重大な内容以外は後で行います。主に昼のカンファレンスが報告を兼ねていることが多いですが，業務に差し障ることはありません。日頃から，コミュニケーションをとり，患者の情報を共有しているため，報告はペアのどちらでも行えます。

PNSにおけるリーダーとは

　リーダーは，日勤帯では病棟師長（以下，師長）とパートナーになります。リーダーは，司令塔になって時間を管理し，チームの進捗状況を見ながら業務を調整します。時間内に業務が終わるようにチーム間に確認しながら，他チームとリシャッフルし補完を行います。1日の業務マネジメント・時間マネジメントを行い，安全・確実に業務を遂行できるよう調整するのがリーダーの役割です。

　PNSにおけるリーダーは高いマネジメント能力と機動力を要するため，当病棟ではリーダー研修は4年目後半に行うこととしています。

ドラッカーにおける
リーダーシップ論と看護実践について

　リーダーがリーダーとして機能するためには，もちろんリーダー業務だけができればよいとは考えていません。リーダーの役割を担うには，リーダーシップが必要だと思います。しかし，リーダーシップは一朝一夕で身につくものではないことも経験上知っています。

　古今東西リーダーシップ論は数多くあります。私が考えるリーダーシップはドラッカーのリーダーシップ論によるものが大きいので，ここではそれを紹介します。

　ドラッカーは，リーダーシップを次のように定義しています[2]。
①リーダーシップとは「仕事」である。
②リーダーシップとは「責任」である。
③リーダーシップとは「信頼」である。

　ドラッカーが言うリーダーシップ論について，私たちの普段の看護実践と比べ考えてみました。

❶リーダーシップとは「仕事」である

　リーダーシップは，資質ではなく仕事です。生まれながらの資質やカリスマ性などは必要なく，組織の方向性を示す指導力，優先順位を決める判断力，基準を決める決断力，それらを仕事として発揮できる人が「リーダーシップのある人」です。

　目標，優先順位，基準を時に妥協しつつも維持することです。生まれ持った特別

な資質ではなく，リーダーシップやその姿勢は「学んで身につけること」です。

リーダーシップは持って生まれた資質でもカリスマ性でもなく，目標を維持する力や一貫した姿勢が必要であるとドラッカーも述べています。私は，それは毎日繰り返す日常業務から「学べること」であり，誠実に仕事をこなしていくことで身についていくことではないかと考えています。例えば，看護過程を展開していく際，看護目標を立て具体的に看護計画を立案し，毎日の業務で実施し評価していきます。その一連の流れには，目標からぶれることなく維持する力や具体化した計画を毎日実践する一貫した姿勢，機動力が必要となります。

❷リーダーシップとは「責任」である

リーダーシップは，地位や特権ではなく責任を取ることです。優れたリーダーは（自他ともに）常に厳しく，その失敗を人のせいにしません。リーダーは部下の仕事を支援し，責任を取らなければなりません。

看護師は患者に対する責任を負っています。看護者の倫理綱領にはその前文に「看護者は，看護職の免許によって看護を実践する権限を与えられた者であり，その社会的な責務を果たすため，看護の実践にあたっては，人々の生きる権利，尊厳を保つ権利，敬意のこもった看護を受ける権利，平等な看護を受ける権利などの人権を尊重することが求められる」[3]とあります。私たちは看護師になったその日からその責任を学び，果たすことを求められています。

そして，PNSではパートナー同士責任を負います。相手のミスによるインシデントが発生すれば，それは2人の責任となります。「複眼の心」は2人で確認し合うことが原則だからです。それが，たとえ自分に非がなかったとしても，2人でその案件を振り返る必要があります。部下と上司の関係ではなくても，相手に責任を負うということがどういうことかを経験として学んでいます。

❸リーダーシップとは「信頼」である

リーダーに関する唯一の定義は，付き従う者（＝フォロワー）がいるということです。フォロワーシップは，組織の目標達成のためリーダーを補佐する存在のことで，従うだけではなく時には自分の意見を述べたり必要時はリーダーの方針を正すことができます。リーダーとフォロワーは信頼関係で結ばれています。

部下から信頼を集めるのがリーダーシップであり，部下からの信頼を集めること

こそリーダーであると，私は考えています。ドラッカーの言うリーダーは「上司」，つまり役職者のイメージがあります。看護師で言えば，師長や主任といったところでしょうか。しかし，「リーダーシップとは『信頼』である」というのは，役職者でなくても当てはまります。

当病棟では，リーダーとメンバーの役割が日々入れ替わります。日によっては年配のメンバーと若いリーダーという図式はよくあることですが，そこに役職や上下関係はありません。誰もがリーダーになり，誰もがフォロワーにならざるを得ないのです。若いメンバーが年上のリーダーに意見を述べたり方向性を正したりすることもよくあります。それでも業務が成り立っているのは，普段からパートナー同士で話し合うからだと思われます。忌憚のない発言でも関係性は崩れないという，相手に対する信頼があるからです。

信頼関係と看護

私たち看護師は，信頼し合える関係をとても大切にしています。

トラベルビーは，『人間対人間の看護』の中で，看護を「対人関係のプロセスであり，それによって看護師は病気や苦難の体験を予防したり，あるいはそれに立ち向かうように，そして必要な時にはいつでもそれらの体験の中に意味を見つけ出すように，個人や家族，あるいは地域社会を援助する」ことであると定義しています[4]。

患者と看護師関係の成立契機は，最初の出会い，同一性の出現，共感，同感からなる段階を経てラポールの段階に達した時確立されます。ラポールとは，看護師と看護ケアを受ける人が互いに知覚し合い，互いに対して行動し合うことで両者にとって相互に大切で意味深い体験を共有しているような関係性を意味しています。

看護師をしていると，ラポールが形成できたと感じる瞬間が確かにあると思います。トラベルビーの看護理論が多くの人に支持されるのは，その瞬間を看護の喜びとして感じている人が多いからではないでしょうか。

そして，ラポールの形成は，人間同士であれば患者・看護師の関係でなくとも，一緒に働いているスタッフとも形成できると思います。同じ目標達成を目指す仲間として，信頼し合える関係は重要だと言えます。

5階北病棟のリーダーが行う日常業務

　当病棟のリーダーは，師長のパートナーとして次の業務をこなしながら，多くのことを学ぶことができます。

①チェックリストを見ながら物品を確認し，スタッフの残務量や力量を見ながらリシャッフルを行います。

　超過勤務の有無や物品の管理など，日々の業務から，人・物・金・時間・情報の管理の意義と方法を学びます。

②カンファレンスの司会進行をします。

　スタッフの意見をまとめ同意を得ていくファシリテーターとしての役割を理解し，そのスキルを磨くことができます。

③週に2回退院支援カンファレンスを行います。

　前途したとおり，当病棟は回復期リハビリテーション病棟入院料1の施設基準を満たす必要があり，患者の7割以上が自宅復帰を目指しています。このカンファレンスでは，医師・MSW（ソーシャルワーカー）・MA（メディカルアシスタント）と患者の入院期限と転帰先について早期のうちから対応できるよう情報交換を行います。その中で多職種の職務内容を知り，多職種連携の手段方法を知ることができます。

④転科依頼情報（当院のリハビリテーション科の患者は，当院他科からの転入患者がほとんどである）から，日常生活が機能評価点10以上の重症患者が入院患者の3割以上になるように調整し，また，実績指数（リハビリテーションによるADL改善率）が上がるとある程度予測される患者を選びます。

　これは師長の役割で，医師と相談しながら転入患者を選択しています。これら一連の流れを師長から情報を得て，施設基準を満たし，診療報酬を得るという病院組織の中の回復期リハビリテーション科としての目標を理解します。また，それを達成するためのマネジメントとしての視点を師長から学びます。

　このように，病院経営の中で自部署の果たす役割や機能を知り，スタッフのコンセンサスを得ながら目標を達成するなど，メンバーとしての業務では知り得ない手段や方法を，師長とデスクを並べ仕事をしながら，あるいはラウンドしながら教わっていきます。

5階北病棟のリーダー研修

リーダーは師長のパートナーであり，人や物，時間をマネジメントすることでその日1日を安全に過ごせる配慮を行うことが役割です。そのため，当病棟でのリーダーデビューは4年目後半くらいからで，看護師としても一人前（パトリシア・ベナーのラダー理論）であることが条件となります（図2）。

ここでは，リーダーデビューの年代にかかわると考えられる一人前レベルと，その前後の段階の新人レベルと中堅レベルを，パトリシア・ベナーの技能習得の段階の理論を使用して説明します。

パトリシア・ベナーにおける技能・習得の段階で新人レベルは第2段階を示します。新人とは，何とか合格点の業務をこなすことができるレベルです。繰り返し起こる重要な状況に自らが気づいたり，あるいは指導者に指摘されて理解できたりするレベルです。初心者にありがちなマニュアル的な行動ではなく，その場の状況を理解し，判断できるレベルであり，これまでに経験してきた看護実践が活かされるレベルです。

一人前レベルは第3段階を示します。同様の環境で2～3年働いたことのある看

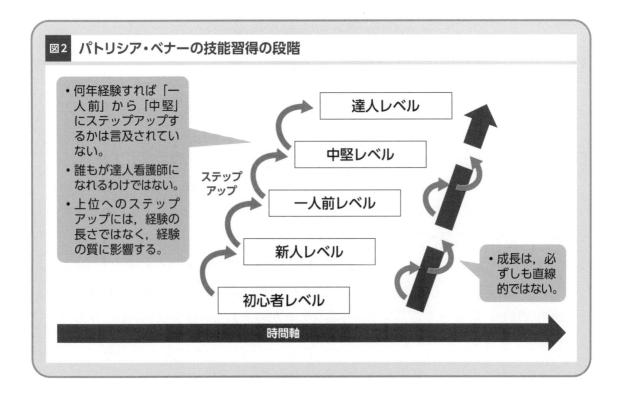

図2　パトリシア・ベナーの技能習得の段階

- 何年経験すれば「一人前」から「中堅」にステップアップするかは言及されていない。
- 誰もが達人看護師になれるわけではない。
- 上位へのステップアップには，経験の長さではなく，経験の質に影響する。

達人レベル

中堅レベル

ステップアップ

一人前レベル

新人レベル

- 成長は，必ずしも直線的ではない。

初心者レベル

時間軸

護師の多くは，長期的な目標や計画を踏まえて自分の看護実践を行えるような一人前レベルであり，ある技能レベルに達している自信と不測の事態に対応する能力を持っています。長期的な計画立案は，現在の状況だけではなく，将来の状況や優先順位の判断が明確でなければなりません。また，意識的で理論的かつ分析的な看護実践は，中堅レベルの看護師のようなスピードと柔軟性には欠けますが，段取りが良く効率的に業務が行えることにつながります。指示されて行うレベルから，計画を立てて看護をするレベルとなります。

　また，中堅レベルは第4段階となります。中堅レベルでは，その場の一時的な視点ではなく，全体的な視点でとらえられ，格率（行為や理論の規則）を基に実践を行います。このレベルの看護師は長期目標を踏まえて状況の意味を認識しているため，考え抜いて得るものではなく，経験や状況から判断して実践できるレベルです。考慮する選択肢を少数に絞り，問題の核心部分に焦点をあて，目前の状況が重要なものなのか，あまり重要でないものか，即座に判断が可能です。

　これまでの私の経験では，リーダー研修の開始は早い人で2年目後半～3年目でした。当病棟のリーダーデビューと比べて1～2年間の差があります。チームリーダー制で病棟に2チームあると，日勤メンバーの中で2人はリーダーとなるため，リーダー業務のできるメンバーが一定数要求されます。リーダー研修が早くなる要因の一つです。

　リーダーデビューの年代が遅いことには，次のようなメリットがあります。
①看護師として一人前の域であり，自己の看護スタイルを確立している。
②後輩指導もできる年代である。
③自分の仕事に自信がつき，精神的にも落ち着き安定している年代である。

　冒頭でPNSがリーダー育成に大きく関与すると述べましたが，PNSそのものがリーダーシップを育てるわけではありません。普段の看護師としての仕事が，目標を達成する力を養い，責任感を育て，信頼関係を形成していくと言えます。ラダーのいう一人前の看護師として熟成している年代に至るまでに自然に身についていくのだと思われます。しかし，2～3年目の新人の域を出たばかりの看護師にとっては，リーダー研修は，大きな課題の解決が必要となるため，本人の努力はもちろん，周囲の多大な協力が不可欠です。

　PNSにおけるリーダーについて，「その過程で看護師長はできていないところを次に生かせるように指摘するとともに，できているところは称賛し承認する。その

ハードルを乗り越えたとき，リーダーとしてのマネジメントの魅力，醍醐味を味わってこそ，自己成長に向かっての動機づけとなる」と上山は述べています[5]。リーダーとして師長のパートナーとなることは，集団のコンセンサスを得る能力を養い，病棟全体の目標を達成するために主体的にリーダーシップを発揮する意義を見いだすことであり，そのことが一人前から中堅に成長するための糧となります。

　以上のことから，当病棟のリーダー研修が業務のチェックリストをこなし，短期間で行える理由は，次の２点であると考えられます。

①PNSを取り入れているため，リーダーデビューがゆとりのできた世代であるため

②看護実践や経験がリーダーシップを育てるため

最後に

　私はPNSのリーダー研修を開始するスタッフに，特別なことはしてきませんでした。ふさわしい時期が来れば，リーダー研修を始めるといった感じで行っていましたが，これまで大きな問題なくリーダーは育っていたし，取り立てて準備をする必要はないと感じていたからです。しかし，本稿を書くために当病棟のリーダー研修を振り返り，毎日の業務をただこなすだけがリーダーシップを育てるのではないということに気づきました。役職者として人事考課の面接やちょっとした面談をする機会を設け，スタッフ一人ひとりの日々の業務をリフレクションすることで，目標を達成する姿勢，人や物ごとに責任を持つこと，信頼し合うことなどリーダーシップを育てる気づきに焦点を当てられるのではないかということです。そして，そのことが5階北病棟のリーダーデビューに向けての心構えにもつながり，リーダー研修の年代を早められるのではないかという思いに至りました。

引用・参考文献

1）橘幸子監修・執筆代表，上山香代子執筆代表・PNS開発者：新看護方式PNS導入・運営テキスト，福井大学医学部附属病院看護部編，日総研出版，2014.

2）P．F．ドラッカー著，上田惇生編訳：プロフェッショナルの条件，ダイヤモンド社，2000.

3）P．F．ドラッカー著，上田惇生編訳：チェンジ・リーダーの条件，ダイヤモンド社，2000.

4）ジョイス・トラベルビー著，長谷川浩，藤枝知子訳：人間対人間の看護，医学書院，1974.

5）久保善子：産業看護を支える基礎概念—ベナー看護理論　臨床技能習得の段階に関する理論，産業看護，Vol.4，No.4，P.399～404，2012.

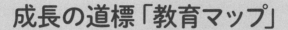

指導を受けた新人の声（大熊）

成長の道標「教育マップ」

　私は高度救命救急センターICUに勤務している4年目の看護師です。私が働く高度救命救急センターは救急外来，救急ICU，救急病棟の3部署から成っており，1次〜3次救急の患者を受け入れています。また，ドクターヘリを有し，主に多発外傷，脊髄損傷，熱傷，敗血症，中毒などで高度な治療が必要な患者が多く入院しています。私は入職時，「将来どの部署でも働ける看護師になりたい」と考え，高度救命救急センターへの配属を希望しました。同センターへの配属はかないましたが，勤務するのは，病棟とICUのどちらになるかは分かりませんでした。私はICUの所属となりましたが，1年目は学校で習ったことがない疾患や見たこともない処置ばかりで，分からないことが分からない状態でした。そんな中，先輩たちの指導を受け，独り立ちするまではICUで作成した「ステップ」と呼ばれる教育マップを使用していました。

　「ステップ」の内容は，一人前の看護師として必要な看護技術はもちろん，社会人として大切なことや他者とのコミュニケーション，倫理的配慮など多岐にわたります。入職時にすべてのマップを渡され，何年目で何をクリアしなければならないのか，クリアするためにはどんなことが必要になるのかが明確になっており，ステップアップの見通しがつきやすいのが特徴です。1年目の新人看護師（以下，新人）から何年もかけて，救急外来のウォークインエリアを独り立ちするまで使用します。

　ICUでは，看護師1人に対して患者は2人まで受け持てるため，1年目は「1人担当を先輩と一緒に行える」から始まり，「1人で行える」「2人担当ができる」「入院受けができる」「プライマリーナースを独り立ちできる」までを1年かけて少しずつクリアしていきます。毎回勤務の初めに目標を発表し，目標が達成できるように自分から先輩に声をかけ，勤務の終わりには1日を通しての振り返りを先輩と時間をかけて行いました。クリアできたことや改善点を話し合い，次回の目標を考えることができていたと思います。

リーダーになる準備

　２年目は，「リーダー開始指標」のマップを使用し，リーダー業務を開始する前に必要になる要素を学びました。また，「ステップ」の中には病院主催の研修に参加する項目もあり，研修ではリーダーとしての後輩指導の方法やコミュニケーションの取り方についても学びました。さらに，部署内で１〜３年目の看護師と各年次の教育担当が共同で多重責務の研修を行います。それぞれの年次で急変時に医師が到着するまでの対応として，自分が後輩に指示を出しながら先輩への応援の依頼と医師への報告を行う多重責務のシミュレーションを行いました。それまでは先輩の指示を受けて対応していたため，自分が指示を出す立場になると，焦りと不安で思っていた以上に動けなくなりました。

　この研修では，リーダー業務が始まれば実際に起こり得る場面をシミュレーションでき，自分の勉強不足な部分や課題が明確になりました。こういった研修や看護師，医師が行う勉強会などが高度救命救急センター内だけでも多くあり，学ぶ機会が多いのが当院のリーダー研修の特徴の一つだと思います。

　この時期によく指導されたことは，コミュニケーションをとることでした。私は新人の時からなかなか先輩に声をかけられず一人で困っていただけでなく，周りからは困っていることが分からないとよく言われました。また，２年目になると患者を１人で受け持つようになり，先輩の目が離れる分ミスがないように自分の受け持っている患者のことばかりに注意を向けがちになっていました。そうした中で，新人とリーダーの間の２・３年目は，後輩や先輩の業務にも目を向け声をかけて協力すること，困っている時には自分から協力を依頼することを指導されました。

　この時期には，自分の看護を「症例発表」で振り返りました。１年間プライマリーとして受け持った患者の中から，プライマリーとしてのかかわりを振り返り部署内で発表したことで，自分の看護の傾向や不十分であったところについて，自分自身で理解できるものになったと思います。

リーダー独り立ちへの支援

　３年目になると，「リーダー独り立ち指標」のマップを活用した指導が始まります。まずは先輩に完全についてもらってリーダー業務を覚えます。指示の出し方や

医師への報告の仕方，メンバーへの業務の振り分けなど，リーダー業務はメンバー業務とは違い，医師や他職種とのかかわりの多さ，先輩や後輩への指示など，慣れないことばかりでした。

ICUでは，リーダーがすべての患者の状態を把握してメンバーから全員の報告を聞き，医師に報告します。そのため，リーダーの責任は大きく，初めのころは「指示の取り忘れや伝え忘れがないか」「確認漏れがないか」といった不安で夜眠れないこともありました。しかし，先輩は一緒に指示を確認してくれるだけでなく，困った時の判断や毎回の目標達成ができるようにサポートをしてくれました。そして，毎回勤務の最後には，1日の振り返りを先輩とすることで無事独り立ちすることができました。

振り返りでは，今回の目標が達成できたか，1日の中で困ったことがあったか，次回は何をクリアできるようになるか，熱心に指導してもらいました。また，リーダーとなる日は毎月予め決まっていますので，リーダー業務を行うにあたっては，患者の安全を確保した上でリーダー研修が行えるよう，研修者の進行状況に合わせて先輩の補佐が可能なように勤務も調整してもらっていました。

そして，毎月補佐をしてくれる先輩全体で進行状況の把握と「ステップ」を合格とするかの話し合いが行われます。その話し合いに私たち研修者は参加しませんが，年度初めに各年次の教育担当の先輩と1年の目標と年間の行動計画を決定していきます。また，必要時にはその都度面談を行い，研修者が今どのような状況か，何を目標にしているか，どのようなところの補佐が必要かを会議で共有されているため，どの先輩が補佐を行っても同じようにサポートしてもらえました。

リーダー業務からの学び

実際にリーダーを行うようになってから視点が変わり，今まで気づかなかったことがたくさん見えるようになりました。例えば，メンバーの時とリーダーの時では気をつけてほしいことが変わり，後輩にはより細かい指導ができるようになったと思います。また，入職時から何度も指導されてきた他者とのコミュニケーションも，リーダーになって本当に重要なことだと痛感しました。それは医師とのコミュニケーションでも当てはまり，うまく報告することができず，双方に誤解が生じることもありました。そのため，リーダーになってしばらくの間は，補佐についている

先輩に報告する内容を確認してもらってから医師に報告することで，足りない部分や分かりにくい言い方などを修正して報告するよう練習しました。さらに，院内の研修でも報告の仕方について学ぶ機会がありました。まだまだ不十分なところもありますが，リーダーとメンバー，医師と看護師がお互いに仕事がしやすい環境になるよう日々心がけています。

　リーダー業務に慣れてくると，自分の看護についても考えるようになりました。私が看護する時に気をつけていることは，生命の危機状態に陥っている患者とその家族の精神的混乱の援助と受傷後のADL低下を予防することです。私がもし突然の事故や病気により救急搬送され，処置や薬の投与をされた後，気がつくと知らない場所で目が覚め，体が動かず知らない人に囲まれていたとしたら，激しく混乱し大変な恐怖だと思います。救急という特性上，そうした患者は少なくないため，入院している患者には「なぜ入院しているのか」「ここはどこの病院で，自分は看護師であること」「今の状況」を伝え，現在の状況を少しずつ受け入れてもらうようにしています。声をかけることは当たり前なことですが，ICUでは意識がない患者も多いため，声かけが少なくなる傾向があり，特に気をつけています。

　また，入院後にADLが著しく低下する患者が多いので，看護師ができるリハビリテーションや毎日の清潔ケア，体位調整などで予防するよう努めています。リハビリテーションでは意識の有無にかかわらず手足の運動を看護師でも行い，患者の状態に合わせて歯磨きや体拭きを自分で行えるよう促し，方法を考え，一緒に行うようにしています。さらに，私はプライマリーナースが不在の時でも同じように看護ケアを行えるよう，どのように管理しているか記録を詳しく書き，看護指示の追加と掲示板を利用して，清潔ケアを行う際皮膚の状態を細かく観察し，皮膚障害の予防することや悪化する前に医師に相談すること，患者の状態に合った体位変換を行うことなど，行ってほしい看護を記入するように心がけています。

　少しずつ仕事に慣れていくにつれ，患者とかかわる時間について考えるようになりました。日々の仕事をこなすことだけでなく，今後は個別性のある看護と家族とのかかわりを頑張りたいと思っています。そのためにも勉強会などで学習し，応用できるようにすることと，入院時や面会に来た家族に今までの生活背景や入院中不安なこと，気になっていることなど些細なことから話を聞き，看護師として介入できるようになりたいと思っています。

大切にしたい同期や先輩の存在

　独り立ちからリーダーを務めるようになるまでの３年間は，楽しいことよりもつらいことの方が多かったように思いますが，それでもこれまで看護師を続けてこられたのは，同期や先輩，後輩の存在があったからです。同期は，スタートが同じであるため比較される存在でもあり，時には衝突することもありますが，普段は仲が良く，困ったことやつらかったことを一番に相談できる仲間でもありました。また，年代が近い先輩は，１年目からプリセプターとしてずっと親身に指導してくれました。先輩がどのようにして「ステップ」をクリアしてきたか，どのような看護をしているかなど，身近で相談しやすく一番の目標でもあります。プライベートでも仲の良い同期や先輩と旅行やお花見などのイベントを計画し，仕事のことを忘れ楽しむことでまた明日から頑張ろうと思うことができます。

　後輩もでき，指導する立場にもなりましたが，今まで先輩から指導されてきた事柄を後輩へ引き継ぎながら，先輩からしてもらったように相談に乗り，一緒に成長してきたつもりです。看護師という仕事の大変さは，経験した人にしか分からないこともたくさんあります。その中で，同じ部署の同期や先輩，後輩の存在は心の支えにもなり，仕事の原動力になると思います。だからこそ，これから看護師として働く方も同期や先輩，後輩を大切にしてほしいと思います。

新人だった時を忘れない

　現在私は４年目になり，リーダーとして独り立ちをして「責任者代行業務の独り立ち」と「救急外来重症エリアのメンバー独り立ち」を目標に努力している最中です。４年目になっても分からない疾患や初めての処置はまだまだ多く，救急に必要な知識は本当に膨大で，時には「今まで何をしてきたんだろう」と自信をなくすこともあります。しかし，院内での各種研修はもちろんのこと，高度救命救急センターでは看護師による勉強会や医師による勉強会が豊富で，教育担当による各年次のサポートも充実しており，看護師として成長してきました。時には厳しく，時には自信がつくように指導してくださる先輩や，困っている時に助けてくれる同期，後輩のおかげで今も続けられています。

　今は自分が教えてもらってきたことを後輩に伝えながら，そのことでさらに自分

も学んでいくこと，そして新人の頃の気持ちを忘れないようにすることを大切にしています。年数を重ねるごとに徐々に自分が新人だったころのことを忘れ，後輩に対して「どうしてできないの」と思うこともももちろんあります。しかし，自分が新人だった時はどうだったか，どんなことに困っていただろうかと思い出し，どのような指導をすればよかったかを考えるようにしています。

　まずは自分にできることを一つずつ増やしていくこと，カンファレンスや勉強会を通じて情報を共有すること，考え方や伝え方を学ぶことで，成長できる環境がこの職場にあることが，私のリーダーとしての独り立ちにつながったと思っています。

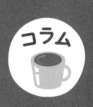

「新人デビュー」支援で, win-winの関係を成功させるコツ

コラム

谷原弘之

> 新人と職場（組織）のマッチングを良くするには,
> 初期には職場の方から新人に近付いていく姿勢が大切

入職時（4月）

新人の心に届くwelcomeメッセージ

　新人が入職した時は,「スタッフ一人ひとりが新人にあてたメッセージを書き, 新人が来る当日にそれを貼り出すことにしている」という, どこの病院でも実施している取り組みですが,「新人だけでなく, スタッフも読めるようになっている」というところがよいと思います。スタッフは, 部署のスタッフの目に触れると思うといい加減なメッセージが書けなくなり, 新人の心に届く応援メッセージが多くなるのではないしょうか。

個性を許容する自己開示

　「マインドマップ」を活用した自己分析では,「すぐにテンパる」といった弱みを公開できるのがよいと思います。新人の弱みを個性として受け止め,「一つずつやろうか」と新人の個性に合わせた指導法が部署内で共有できているため, 緩やかな成長でも認めてもらえると新人に安心感が芽生え, やがてそれがスタッフへの信頼感につながっていくと考えます。

一日の疑問を解消する振り返り

　仕事終わりの1時間を「1年生の振り返りの時間」と位置付けています。一日の疑問を吐き出すことで, 何が分からなかったか意識化でき, 回答をもらうことで, 知識を積み重ねることができます。一日決算主義ができるようになると, 帰宅してからの気分が軽くなっている可能性があり, ストレスの蓄積予防につながるかもしれません。

　そして,「1年生の振り返りの時間」に付き合う先輩たちも,「私が新人の時に付き合ってもらってとても良かったから, 新人にやれることはやろうと思います」と

いった，お互い様意識が良い連鎖を生んでいると思います。

見守りの時期（7～9月）

先輩に仕事を頼めるようになる

新人は，仕事を頼まれることはあっても，先輩に仕事を頼むという発想はないかもしれません。しかし，チームで働くということは，仕事を頼むことも大切です。それをスムーズに行えるようになるやり方として，先輩の方から「休憩中，何かすることがある？」という声かけは，頼むことを体験できる良い方法だと思います。

独り立ちの時期（10～11月）

相談役という名の支援者

新人は独り立ちをしたからといって放置されると，先輩に試されている気分になったり，せっかくできていたことができなくなって自信をなくしたりすることがあります。子どものころ，自転車の補助輪を外した直後は，親がついて走ってくれることで何とか補助輪なしで乗れたように，包容力を持って見守ってくれる存在は自立を促進させる効果があります。相談役という支援者は，そんな存在ではないでしょうか。いるといないでは大違いです。

先輩になる覚悟をする時期（12月～）

新人からの卒業準備

やっと独り立ちができたかと思った途端に，新人から卒業しなければならないことを告げられます。数カ月先には，もう自分が先輩になるわけです。しかし，ここまで丁寧に育ててもらうと，自分が先輩からしてもらったことを後輩に実践すればよいという考えが自然に浮かび，支援される側から支援する側にスムーズに移行できるのではないでしょうか。

心理的な側面への支援

入職時から，新人のニーズに合った支援が次々と実践されています。それでも1年目は疲労とストレスとの戦いであるため，いつの間にか自滅して離職に至るケースもあります。

今回の取り組みの中で，特に離職予防に有効と考えられるものは，仕事終わりの1時間を「1年生の振り返りの時間」と位置付けていることでしょう。新人にとってこのような時間を設定してもらえると，焦らずに質問できるため，仕事を消化して帰路に就くことができます。一日決算主義はメンタルヘルス対策としても有効です。

第 4 章

個別支援における
メンタルケア

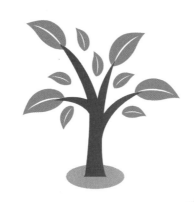

① 職場不適応を起こさない メンタルヘルスケア

川崎医科大学総合医療センター **榎 京子**

　新人看護師（以下，新人）の職場不適応には，職場内の人間関係が重要な要因になると言われています。新人は看護学生から社会人看護師になる過程でさまざまな困難を経験しています。それらの困難な経験から，学生時代にイメージした看護師として働く自分と入職して働いている自分との間にギャップを感じ，程度はさまざまですがリアリティーショックから，職場への適応困難，メンタル不調に陥りやすい状態にあります。

　また，新人は，先輩看護師（以下，先輩）や上司と人間関係を築いていかなければなりません。そして，常に先輩とパートナーで看護業務を教えてもらうため，うまく関係性を築けなければ，業務だけでなくメンタル面にも影響をもたらしていくと考えられます。

　そこで当センターでは，新人を対象とした個人面談を定期的に実施しています。個人面談を実施することで新人の個別性が明らかになり，メンタル不調の予防支援，職場不適応とメンタル不調への早期対応につながっています。

全看護師のメンタルヘルス支援の体制

　メンタルヘルス支援として，リエゾン面談室を独自に設け，個人相談・面談を実施しています。相談までの方法は，本人の希望や所属上司からの勧め，面接時間の調整のために作成している相談予約シートの活用のほか，直接面談室を訪れることもあります。また，病棟ラウンドの際などこちらを見かけた時に声をかけてきたり，こちらから声をかけることもあります。

　個人相談では，看護師として業務する上で自信をなくしたり，仕事上の人間関係で悩んだりしている時に，心のエネルギーを取り戻したり，高めたりすることを目

表	当センターにおける個人面談の種類		
定期面談	・新入職者：年2回（6月，9月）　・既卒採用者（中途採用者） ・育児休暇者・長期休暇者 ・役職昇任者，部署異動者 ｝採用・復帰後3週間〜1カ月で実施		
定期外面談	・直接の来談　　・上司や他スタッフからの依頼 ※面談の結果，専門的なケアや治療が必要と判断した際に，公認心理師に相談の依頼をする。 ※必要時，看護管理者，相談者の所属責任者に相談および連絡をする。（本人の了解を得て実施）		
復帰支援	心の健康問題で休業する時に実施し，復帰時には看護管理者と相談しながら復帰プログラム（P.58参照）に沿って必要なケアを行う		
病棟ラウンド	適宜実施		
【用語の説明】	・定期面談：本人に相談意思はないが，面談の機会を設けているもの ・定期外面談：本人に相談意思があって来談したもの		

的に相談役となっています。また，職場適応が難しい看護師をどのように支援すればよいかなど，相談のみでは解決しないメンタル不調の場合は，公認心理師と連携しながら支援しています。

　個人面談には**表**のような種類があります。

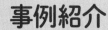

事例紹介

職場環境から職場不適応，メンタル不調になった新人Aさん

　入職後4カ月になる新人Aさんは，直接面談室を訪れました。今までに経験したがことがない先輩からの理不尽な言葉や態度について悩んでいました。「疎外感があり，自分の存在感がないです。もう耐えられません。辞めたいです」と話し，これまで先輩の言葉や態度に耐えながら業務を行っていた様子でした。

　ある日，先輩数人が，同期の新人とAさんのことを話題にして話が盛り上がっていたそうです。Aさんは近くにいたため，内容が聞こえていました。Aさんは新人の心得として，言葉遣いや態度には十分に気をつけていたつもりでした。気づいたことがあればその場で直接言ってほしかったのに，陰で話題にされたことで，今ま

で一生懸命やってきたことが全否定されたように感じました。それ以来，先輩に声をかけることも，先輩の姿を見ることもできなくなりました。

　Aさんは，「この部署で私の存在って何なのでしょうか。先輩たちのせいで私のメンタルは壊れてしまいます。どうしたらよいか分からなくなりました。今の私は自分ではないようで…」と泣きながら話しました。

分析と経過

　Aさんが受けたストレスは今までに経験したことがなく，Aさんは戸惑っている状況でした。今まで謙虚に一生懸命仕事をしていたにもかかわらず，先輩に陰口を言われたことで，ショックや怒り，気分の落ち込み，人間不信，睡眠障害，食欲低下，集中力の低下を認め，メンタル不調に陥っていました。

　Aさんの気持ちや思いを聴くことで，気持ちは少し和らいだ様子でしたが，睡眠障害，食欲低下，抑うつ状態，集中力の低下が見られたため，早期に専門的なケアが必要と判断し，本人同意の下，公認心理師と職場上司に報告・相談をしました。職場上司にAさんの状況を説明したところ，把握できていなかったため，日頃のスタッフ間の職場風土を確認してほしいことを伝えました。そして，単位責任者がカンファレンスや個人面接を通して，「安心，安全，あったかKawasaki Ns. 7つの約束」（P.57参照）や当センターが作成した「指導者の知っておきたいNGワード・NG態度（新人・新入職者編）」（資料）がそれぞれ守られているか確認し，行動指標として実践するように依頼しました。

　Aさんに対し，当センターが作成した「心の健康問題により休職した職員の職場復帰プログラム」（P.58参照）に沿ってサポートを行いました。Aさんは，職場と距離を置き休養することになりました。定期的にクリニックに通院し，心身のバランスが回復し，主治医から職場復帰可能と判断されましたが，元の職場に復帰することは難しいという診断書が出されました。Aさんは，元の職場に戻るか，退職するかという選択肢で悩んでいましたが，部署異動が可能であることが伝えられ，新しい部署にスムーズに復帰することができました。

　Aさんの特性を客観的に見ると，まじめで一直線なところがあり，曲がったことが許せず，いったん思い込むと柔軟に考えられないところもあり，「こうあるべき」とかたくなな面が見受けられました。Aさんは，新しい部署への異動には不安がありました。異動先の部署師長からAさんの指導担当となる看護師にAさんが現在抱えている困難には時間とゆとりが必要であること，意図的に声をかけるようにする

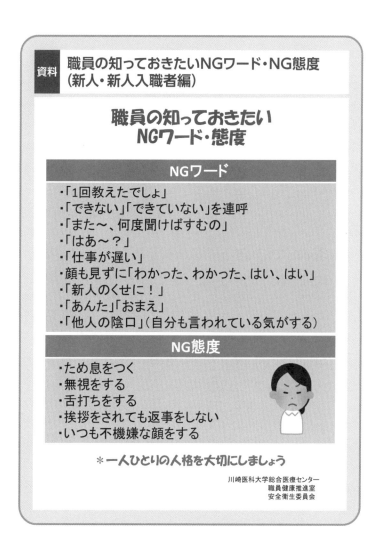

川崎医科大学総合医療センター
職員健康推進室
安全衛生委員会

ことなどを伝え，理解と協力を得ました。それが功を奏し，Aさんは徐々にストレスの要因から距離を置くことや自分の状態を客観的に見つめることができ，現状を認められるようになりました。

　職場のスタッフがAさんの特性を理解していることで，Aさんの不調に早期に気づきやすくなり，Aさんも先が見えて乗り越えることができたのではないかと思います。また，Aさんが自分の要望に沿ってもらえたことで，「自分を認めてくれている」「自分は信頼されている」という安心感にもつながったと考えられます。周囲のサポートが有効に働き，Aさんは心のバランスを崩すことなく，スムーズに職場に適応することができました。

　本事例においては，新人のリアリティーショックと新人を取り巻く困り事，新人の特性や背景からメンタル不調，不適応を早期に予測し，職場環境（人間関係）を調整することが必要であったと思われます。

事例 2 ストレスへの脆弱性から職場不適応になった新人Bさん

入職後6カ月ごろから，新人Bさんは胃痛と嘔気でたびたび欠勤するようになりました。Bさんは，これまで社会適応に問題はなく，友人も多く，健康的な女性で，一人暮らしをしています。多趣味で，休日は楽しむことができており，友人と外出もしています。しかし最近は，休日を楽しんだ後，翌日の仕事のことを考えると眠れなくなり，憂うつな気分になるとのことでした。

「苦手な先輩だと緊張して，今度何を言われるだろうかと先々のことを考えてしまいます。そういうことばかりが気になって，業務が進みません。忙しくて優先順位も分からなくて…。戸惑っていたら，先輩に余計に厳しくされます。毎日緊張の連続で，疲れが取れません」と，Bさんは強い不安状態にありました。身体的症状から内科を受診しましたが，病気を疑う所見はありませんでした。しかし，症状は持続し，それにより欠勤することが続きました。

「何が起こっているのか分からない」「はっきりした意思表示がない」「仕事中の表情が優れない」といったことから，職場上司から面談の依頼がありました。

分析と経過

Bさんの了解の下，現在の身体的症状や気がかりについて聴いていきました。その中で専門的なケアが必要であることを伝えましたが，Bさんに迷いがあり，早期に公認心理師へつなぐことができずにいました。面談を重ねても，不調は持続している状況でした。

Bさんは，「先輩との関係性に疲れた」「忙しさについていけない」「頭が混乱して考えがまとまらない」「同期であるほかの新人より仕事ができない」「急性期に合わないのかもしれない」「いろいろ考えていると出勤できない」と言います。度重なる欠勤で連続出勤が難しく，自分は「怠けている」「甘えている」と思い込んでいることが分かりました。

このようなメンタル不調が長引いていることから，Bさんを説得し，同意の下で公認心理師につなげ，心療科を受診してもらうことができました。長期休養の診断書が提出され，前述の職場復帰プログラムに沿って支援を行いました。Bさんの希望に応じて面談を行い，休養中の生活はどうか，休養できているか，不安や困り事はないか，気にかけるようにしました。そうすることで，Bさんは心のエネルギーを充電できました。

しかし，復帰時には，不安や焦り，緊張が続いていました。それは，Ｂさんの背景にパーソナリティの問題やストレスに対する脆弱性の問題があったためと思われます。Ｂさんの弱みは，「物事を進めるのに時間がかかる」ところです。それを「丁寧な仕事ができる」という強みに変えることを勧めました。

　先輩にはＢさんにどう対応したらよいか分からないという戸惑いもあり，先輩とＢさんとの関係性をつくるのに時間を要しました。その中で，上司や先輩の協力を得，Ｂさんに合わせて気長にかかわり，一緒に一日の行動計画を立て，１つの行動を終えたら，次の行動に移るということを繰り返しました。先輩の中に「Ｂさんを育てよう」という理解者がいたことから，Ｂさんが過緊張になりそうな時は，先輩が先回りをして言葉をかけ，フォローしました。そういったかかわりにより，業務が重なり一度にできない時は，Ｂさんから伝えることができるようになりました。

　本事例では，先輩が新人に合わせると共に，新人自身が自分の特性を認識して，さまざまな場面で対応していきながら，自信をつけていったことが，職場に適応できたポイントであったと考えます。

※本稿で紹介した事例は，さまざまな事例を参考にして作成したものであり，特定の個人のものではありません。

個人面談とアンケートから見る 新人のメンタルプロセス

　新人に対する６月時点の定期面談では，「新しい環境に慣れない」「先輩とどうかかわればよいのか分からない」「先輩に怒られ，その先輩が苦手になった」「先輩によって指導内容が違うので混乱する」「看護技術や知識の習得が追い付かない」「休憩室で気を使う／居場所がない」「誰にも相談できないでいる」など，さまざまな不安や緊張，抑うつ感などの精神的苦痛や悩みが聞かれます。そして，「出勤時に下痢をする」「嘔気がある」「頭痛がある」「食欲がない」「眠りが浅い」「疲れが取れない」など，さまざまな身体的症状が現れています。この時期は，先輩との関係性にも悩んでおり，プラスの気持ちよりマイナスの気持ちや困難な感情が多く語られます。

　９月時点の定期面談のころは，職場適応の過程にあり，現実の自分と向き合って

いる時期で，複数の患者を受け持つようになり，夜勤の独り立ちが始まります。プラスの気持ちとしては，「一日の流れは把握できた」「自分でできることが増えてきてうれしい」と自分の成長について語られます。一方で，マイナスの気持ちとして，「複数の患者の受け持ちになり，優先順位が分からない」「仕事量が増えて時間内に終わらない」「先輩に迷惑をかけている」など，入職時から徐々に仕事を覚え，未熟ながらもある程度できるようになったと思っているころに，力量のなさを感じて自信を失う状況があります。

　翌年の2月（入職後11カ月目）には，新人のメンタルヘルス支援をさらに具体的に実施するため，アンケート調査を実施します。多くの場合，仕事上の悩みの上位には「専門知識の不足」「不慣れな業務遂行」「未熟な看護技術」が挙がります。「専門知識の不足」のコメントには，「疾患に対する知識不足」「学校で学んだ知識だけでは実際の患者への対応に難しさを感じる」というものがあります。「不慣れな業務遂行」では「業務時間内に業務を終わらせることが難しい」「業務の時間配分が難しい」「複数の患者の受け持ちは難しい」などのコメントが，「未熟な看護技術」では「患者の急変時の対応」「患者の状態のアセスメントが難しい」などのコメントが見られます。看護師に求められる専門的知識・技術は継続して学習していくもので，時間の経過と共に新しい課題が生じることで不安が増し，ストレスが高い状態になっていることが分かります。

　一方で，この時期には「人間関係」の悩みは下位になっています。「つらかった時にどのような支援があり，どのように乗り越えられたか」という質問に対しては，「同期と支え合った」「家族に相談した」「上司や先輩が話を聞いてくれた」「相談相手が身近にいた」「相談場所があった」などの回答があり，人的資源が困難を乗り越えるための緩衝要因になっています。

　また，先輩や患者から「ありがとう」と感謝の言葉をもらい，「先輩と仲良しになれた」「先輩に褒めてもらった」「あなたがいて助かったわ」など自分を肯定的に受け止めてもらったり，職場環境にも慣れてきたりして，自分が必要とされ，人の役に立つことが大きな励みになっているようです。そして，先輩と信頼関係を築き，良い関係性がつくられるのに伴って，メンタル面は安定してくると考えられます。

　このように，年2回の定期面談では，新人の複雑なストレスや困難と感じていることを聴き，理解することができます。そして，新人のストレスの内容は先輩との関係性が主で，入職後3カ月までの初期に心身のストレスが高いと考えられます。

気持ちを表出しにくいといった若い世代であることも理解した上で，この時期は良い相談相手が必要で，情緒的サポートが重要と考えます。新人が思いや感情をこの定期面談で表出できることが，職場不適応やメンタル不調となりやすい言動への早期対応のかぎとなります。

新人への個人支援のコツ

新人への個人支援のコツは，最初にかかわる上司や先輩との人間関係がうまくいっているかどうかだと思います。入職後3カ月ごろはリアリティショックを起こす時期であり，最も心身のストレスが強いため，この時期に上司や先輩からかけられる言葉の質が大きく影響します。かけられた言葉一つで新人の思考は変わってきます。その影響で関係性がうまくいかないとメンタル不調になります。したがって，新人にはより多くの言葉かけと配慮が必要です。つらいこと，楽しいこと，仕事の感想など話のきっかけをつくり，本音で話ができる場を設定するなど，環境を整えることも大切です。

ほとんどの看護師は，さまざまな困難や悩みにぶつかりながら，自分なりのやり方で乗り越えていきます。しかし，現代の若者気質としてよく言われているように，コミュニケーションが苦手で，自分の気持ちを他者に話せない人もいるようです。そのような新人の特性や強み・弱みを早期にキャッチして理解し，その新人に適したかかわりをしていくことが大切だと考えます。日頃から「気にかける」「言葉をかける」「手をかける」「一緒に考える」といったことを意識的に行うことで，新人の自己肯定感を高めることができます。そして，信頼関係を築くことができます。

また，新人が「居場所がない」と感じていたら，「ここに居ていいんだ」「仲間なんだ」と思えるようにかかわっていくことも大切と考えます。これにより，新人の安心感へつなげていくことができます。

さらに，日々の頑張りを認めるだけでなく，頑張れない時に「それでいい。そんな時もある」と肯定することも大切です。それが支えとなって元気が出ることもあります。新人に耳を傾け気持ちを聴いてあげる先輩や，緊張せずに話ができる上司が職場にいることは，新人にとって心強い個人支援だと考えます。

1年目の後半になると，自分の専門的知識や技術に不安を感じるようになります。この時期には，できるようになった看護業務を一つひとつ承認の言葉でサポー

トすることで，新人は自信が持てるようになり，安心して次のことにチャレンジすることができます。できないことも，繰り返し行うことで乗り越えられることができます。その機会を意図的につくることが支援のコツと言えます。

　新人が職場に適応するためには，新人の心理的プロセスを理解して，看護管理者や先輩，同僚が積極的に支援することが必要です。また，他部門や他職種を含めた組織的サポート体制を構築し，新人の成長度を可視化することは，個人を大切に支援することにつながります。

参考文献
1）福嶋好重：看護師のメンタルヘルス支援，精神神経学雑誌，Vol.114，No.4，P.357〜359，2012.
2）南亜子他：就職後1ヶ月と6ヶ月後に新人看護師が感じる職務上困難と要望する支援，旭川厚生病院医誌，Vol.20，No.2，P.117〜121，2010.
3）野末聖香編著：リエゾン精神看護 患者ケアとナース支援のために，医歯薬出版，2004.
4）谷原弘之：今どきナースの困った言動 対応のベストアンサー，日総研出版，2018.
5）城戸滋里：ナースのストレスマネジメント，看護管理，Vol.20，No.6，P.537〜539，2012.
6）宮脇美保子：看護師が辞めない職場環境づくり 新人が育ち自分も育つために，中央法規出版，2012.

② 「中堅デビュー」につなぐ キャリアアップ支援

川崎医科大学附属病院 吉田聡美

はじめに

　新人看護師（以下，新人）の時期が過ぎると，今度は先輩看護師（以下，先輩）として自分たちが新人を迎える立場となります。新人の時期は，社会人としての生活をスタートさせながら基盤を身につけ，職場に慣れ，先輩のもとで一つひとつ看護を学び，少しずつ患者の対応にも慣れながら，自分の経験を重ねていきます。新人は自分のことに精一杯になりながらも，自分に与えられた業務や看護をこなすことで評価されます。しかし後輩ができると，今度は新人や看護学生を指導するなどの役割を担う立場となります。少しずつ責任感が芽生え，自信もついてくる時期です。しかし，意欲的に看護をとらえるようになる半面，看護の現場においてプレッシャーを感じたり，指導や役割を負担と感じてしまったりする時期でもあります。

　中堅看護師（以下，中堅）は，リーダー業務，後輩育成，学生指導，他部門との調整など，多くの役割を担います。パトリシア・ベナーは，ドレイファスモデルの中で，臨床看護実践の5段階の技能習得レベルの中から，「一人前レベルは，似たような状況で2，3年働いたことのある看護師の典型であり，意識的に立てた長期の目標や計画を踏まえて自分の看護実践をとらえ始めるとき，看護師はこのレベルに達する」[1]と定義しています。一方，中堅レベルとは，一般的に同じ領域で3〜5年の臨床経験がある看護師のことを指し，「状況を局面の視点ではなく全体として捉え，格率に導かれて実践を行っていることである」[1]としています。

　中堅には臨機応変に対応できる能力があり，いろいろな情報から個別性に応じ対応する力があります。経験から予測し行動する力が備わってくる時期です。一人前レベルから中堅レベルへの成長は，看護現場では著しく現れ，必要不可欠な存在と言えます。看護組織の中で中堅は中心的存在であり，その役割は大きく，質の高い

看護を提供しているリーダーと言っても過言ではありません。

　中堅はキャリア形成が大きく関係してくる時期ですが，多くの役割を抱えることでやりがいを感じる一方，その役割が負担となったり，新人時代のような新鮮さに欠けたりすることで意欲の低下をもたらし，モチベーションが保てないことも少なくありません。また，他者からの承認行動の不足や，結婚・出産・育児といったライフイベントと重なり，キャリア形成が一時中断されることで，離職へとつながることが考えられます。中堅デビューにあたり，看護師がやりがいを持って働くことやキャリアアップへの支援方法，継続教育について考えます。

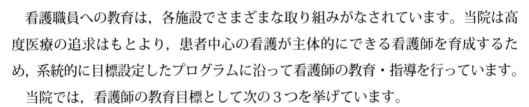

中堅看護師の支援体制

　看護職員への教育は，各施設でさまざまな取り組みがなされています。当院は高度医療の追求はもとより，患者中心の看護が主体的にできる看護師を育成するため，系統的に目標設定したプログラムに沿って看護師の教育・指導を行っています。

　当院では，看護師の教育目標として次の3つを挙げています。

①看護師として必要な臨床実践能力の習得・維持・向上のためのキャリア開発の支援

②倫理的配慮ができる看護師の育成

③自律した社会人としての看護師の育成

　当院看護部は組織的に継続的な支援をしており，新人教育と現任教育，管理者教育，また専門領域教育などのプログラムがあり，新人以降のいわゆる中堅は現任教育を受けます。現任教育は，自己の状態に合わせて段階的に受講することが可能です。当院は看護師のクリニカルラダー（日本看護協会版）（以下，JNAラダー）を導入しており，レベル別に教育プログラムを組み，継続的に支援に当たっています。

　また，中堅へのキャリアアップ支援として，認定看護師教育課程支援，看護師特定行為研修，教員への身分替え，在職進学制度，院内オンコロジー養成研修などさまざまな支援体制があります。

▶研修

　新人以降の，いわゆる中堅への研修は，新人のように年間を通じて決められた研修はありませんが，看護部や人材育成委員会などが主体となって行う現任教育があります。現任教育の例として，リーダーシップ研修，リフレクション研修，ストレ

スマネジメント研修，ケアリング研修などがあります。

　研修は，受講生の経験年数などを考慮し，受講生が求める内容となるよう工夫しています。2年目以降は研修に関して，院内・院外研修問わず，基本的には本人の自主性に任せています。必要と判断すれば管理者から研修への参加を促すこともありますが，本人が納得した上で参加してもらっています。「自分は期待されている」ということを認識させることで，動機づけとなり，頑張ろうとする意欲につながる可能性があります。研修後には報告を受け，どのような研修内容であったか，どのような学びがあったか，今後どのように現場で生かしていくのかなどを一緒に考える時間を設けています。

▶ 基礎看護技術

　看護師への教育は，基本的に看護単位責任者をはじめ，看護主任や看護副主任，実地指導者などが指導にあたります。新人の時期は先輩とペアになり，一緒に行動することも多くありますが，2年目以降となると自ら主体的に行動することが増え，自立して看護実践を行う場面が増えてきます。

　2年目以降の看護師は，部署の特殊性や個々の持つ能力の違いによって，成長に偏りが徐々に見られる時期です。特に新人から一人前へと成長する過程は，看護実践能力が顕著に向上する段階と言われており，現場での指導が今後の成長を大きく左右します。基本的な基礎看護技術に加えて，現場では部署特有の看護技術を身につけなければなりません。現場では，新人へのフォローに最も時間を割きますが，2，3年目となると新人に目が向き，中堅への指導は徐々に薄くなりがちです。そのため，各部署によって違いはあるものの，2年目以降も継続して看護技術を習得できるようにしています。

　それぞれの部署で作成した経験項目チェック表などを使用し，見学→ペア→一人で実施と，段階的に経験ができるように支援体制を整えています。繰り返し経験することで，看護実践能力の向上を図っています。経験項目チェック表は，誰がいつ見てもすぐに分かるよう，スタッフステーションや休憩室などスタッフの目に付く場所へ掲示しています。経験の乏しい看護師には積極的に患者を受け持たせ，なるべく均一に経験ができるように配慮しています。部署の特殊性によっては，現場で学ぶことが難しい基礎看護技術もあります。当院は臨床教育研修センターを備えており，主体的に自己学習を深められるような環境の中で新人同様に2年目以降の看

護師も先輩から指導を受けることができます。こうして一つでも多くの基礎看護技術を習得することで，自分に自信を持ってもらい，次への意欲につなげてもらえるように援助しています。

　2年目以降になると，新人に比べ，徐々に重症患者を受け持つ機会が多くなります。人工呼吸器装着などの高度な医療を必要とする患者や，疼痛緩和や精神的支援を要するがん患者，急変の可能性がある患者などを受け持つ時には，先輩が何度か常にペアになり指導にあたります。この時，ただ業務やケアを行うだけではなく，なぜこうするのか，こうすることで患者にとってなぜよいのかなど，科学的根拠も併せて指導しています。モデルとなる先輩を手本とすることで，自立して主体的に行動することが期待できます。

　勤務の終わりには，その日のリーダーや指導看護師などと振り返りを行うよう努めています。今日の看護を振り返り，先輩として新人や学生への指導はどうであったか，技術的な面での振り返りを行うと共に，患者対応についてよかったこと，困ったことなどを話し合います。そうすることで，自己の看護を客観的に振り返り，課題を明確にすることができ，次へのやる気へとつながります。インシデントが起こった場合にも，一人で考えるのではなく一緒に原因を探り，今後の看護に生かせるよう具体的な対策を考えていきます。

▶リフレクション

　日々の看護実践の中で，時間をとることはなかなか難しいのが現状ですが，定期的なカンファレンスを利用して，スタッフ同士で看護について話し合う時間を設けています。自分が行った看護や患者とのやり取りで困っていること，指導方法など，他者に看護を伝えることで自己を振り返るチャンスとなり，互いの学びにつながることが期待できます。先輩または同僚など，ほかの人の意見に耳を傾けるという行為によって，他人への理解が深まります。

　また，看護を言語化したり記述したりすることで，自分の大切にしている看護が見えてくることになります。自分を見つめ直すことができ，自分自身との対話となり，自身の認識を変えたり，看護実践に変化をもたらしたりすることができます。その人の身になって考えることで，今まで見えてこなかったことや，認識できなかったことに気づくきっかけとなり，看護師としての感性を高めることへとつながり，患者にとってより良い看護を提供することができます。良かったことも悪かっ

たことも含め，さまざまな出来事を声に出して話すことで，他人への理解が深まり，良い職場環境をつくり上げることができると考えられます。

　知識が広がると共に，周囲の状況を理解し，全体として看護をとらえることができることで，今後リーダーシップを発揮することが期待できます。

▶コミュニケーション

　指導に関しては，管理者や実地指導者だけがかかわるのではなく，ほかのスタッフも指導にあたります。新人だったころは，ただ職場に慣れ，業務をこなすことに精一杯となりますが，少しずつ環境にも慣れてくる中堅は徐々に役割が増え，頑張ろうという意欲を感じる半面，自分一人が責任を負わなくてはならないと考え，精神的にも負担を感じてしまいがちです。職場の看護師同士の人間関係も，仕事を継続していく上でとても重要と言えます。誰か一人が負担や不満を感じたり，疲弊したりしないように，部署全員で支え合う体制を整えることで，「自分は一人ではない」という安心感を持つことができ，質の高い看護につながっていくと考えられます。

　しかし，世代間ギャップにより，指導する立場とされる立場には多少の認識のずれがあり，指導につまずくこともたびたびあります。それは時代の流れと共にある程度仕方のないことなのかもしれません。その時代に合った指導をしていくことも，私たち指導する立場としての宿命と言えるでしょう。

　私たち指導看護師は，スタッフと積極的にコミュニケーションをとるように努めています。スタッフからすると，上司に話しかけることを苦手とすることも考えられるため，話しかけてくるのを待つのではなく，私たち指導看護師から「何か困っていない？」「さっきの新人への指導方法はよかったよ」「今度はこうしてみようか」などと声をかけるようにしています。

　また，「私はこう思うけれど，あなたはどうかな？」などと，対等な立場として，自分の主張もしながら相手の行動や言動も尊重するような，アサーティブなコミュニケーションに努めています。円滑なコミュニケーションは職場の雰囲気を活性化させ，さらには患者へのより良い看護へつながる可能性を秘めています。職場の環境や雰囲気などは，スタッフの仕事への意欲に大きく影響し，先輩の声かけや対応によっては，仕事への意欲低下をもたらすことが懸念されるため，現場の人間関係や職場環境は，仕事を継続していく上でとても重要であると言えます。そのために，声をかけ合いやすい現場づくりが大切となります。また，スタッフへも具体的なコ

ミュニケーションの方法について指導をしています。話しかけやすい雰囲気や，みんなで支え合えるという環境を整えることで，自分の力を発揮し，自己成長できるような取り組みを行っています。

▶目標管理・役割分担

年度初めには，その部署の看護単位責任者や看護主任による人事考課があり，スタッフの1年間の課題や目標を共有し，その課題や目標が達成できるよう支援しています。自信を持って自己の課題や目標をやり遂げることで達成感を得られ，看護の喜びを感じてもらうことで質の高い看護につながり，ひいては離職防止にもなると考えられます。

また，本人の強みや弱み，得意とする分野などを考慮して，部署での1年間の役割を担当してもらうよう配慮しています。当院では，部署により違いがあるものの，だいたい2〜5年目看護師が新人を支援するプリセプターを担うことが多いです。中堅はプリセプターの役割を与えられた時，初めての役割に「私は期待されている」と感じ，「今度は自分が新人を教える番だ！」と前向きに思うのではないでしょうか。他人に教えることで，自分が成長できる機会となり，教える立場として自ら学んでほしいという思いもあり，プリセプターの役割を与えています。当院には，「自分も先輩に育ててもらったから，今度は私が育ててあげたい」というような，自然な職場風土があるように感じられます。その頑張ろうとする意志を最大限に生かせるよう，私たち指導看護師は，適切な声かけやコミュニケーションに努め，役割が負担となって看護師としての質が劣らないように注意しています。

▶精神的フォロー・承認

自分の看護に自信がついてくる中堅は，その日々の看護や後輩指導，役割分担などにやりがいを感じる一方で，それを負担と感じることもあるので，そのバランスはとても重要であると言えます。新人時代は職場に慣れることや，業務を覚えることに一生懸命になりやすいですが，中堅となり役割が増えることで，新人だったころとは違い，看護実践そのものよりも役割の多さや人間関係などにストレスを感じやすくなります。そのストレスこそが意欲低下につながり，ひいては離職を考えるきっかけになる可能性があります。指導看護師が中堅にある程度任せてみることで，中堅は自分の役割を認識し，自分で看護について判断し実践するようになります。

それにより自信をつけ，より良い看護実践へ大きく関与してくると考えられます。

　また，新人や後輩に指導することによって自分を振り返り，自己成長へとつながっていくと考えます。日々の成功体験により，看護師としての仕事への意欲向上や看護の喜びをより感じることができ，また「自分だったらこれくらいはできるのではないか」といった可能性を認識する，いわゆる自己効力感を高めることができます。モデルとなる先輩の存在や上司，または患者・家族による承認こそが自信につながり，中堅をより成長させ，良い看護へとつながります。

　組織にとって重要なポジションである中堅は，他者からの承認を受けることで，自己への評価が高まり，能力向上へとつながり，より良い看護力を発揮できることが期待されます。常に問題意識を持ち，患者の変化に対応できる看護師になれるようなかかわりが大切です。

　今後，中堅としてデビューするにあたっては，ただ業務をこなすだけではなく，思いやりのある看護，患者に信頼され安心感を与えることができる看護師になってほしいと願いながら，私たち指導看護師は支援にあたっています。「血圧を測ります」「身体を拭きます」などと業務をこなすような言葉だけではなく，「今日の気分はいかがですか」「今日は晴れていて気持ちがいいですね」と一言添えるなど，心をその患者に向けるようなかかわりができる中堅になってほしいと考えます。さらには，今後後輩にも“看護”ができる看護師を育ててほしいと願います。

おわりに

　新人だったころは，常に先輩の目がありますが，2年目，3年目と経験年数が増えるにつれ，先輩の目も薄れがちです。不安から疎外感を感じ，孤独になることが考えられますが，当院は継続して新人を含め指導の対象としています。みんなで育てる職場風土のもと，一人ではないと感じることができ，意欲向上からより良い看護へと発展します。また，一つひとつの病棟が成長することで，病院全体が活性化することも期待できます。

　新人から一人前，中堅へと成長するに伴い，役割がだんだんと増えることで，身体的にも精神的にも負担を感じることも考えられます。しかし，新人看護師や看護学生などを指導することで，自分の看護を振り返る機会となり，さらなる自己成長へとつなげてほしいと思います。中堅は上司による承認行動を求めており，承認こ

そさらなる成長を促すことができると考えます。「自分は認められている」「自分は必要とされている」と実感し，自分の看護に自信を持つことでやりがいを感じ，組織の中で重要な役割を担う中堅へと成長してほしいと願います。

参考文献

1）パトリシア・ベナー著，井部俊子訳：ベナー看護論 新訳版─初心者から達人へ，P.21〜23，医学書院，2005.
2）阿佐拓子他：中堅看護師の勤務継続に影響する要因─取り巻く人的因子からの分析，日本看護学会論文集 看護管理，Vol.34，P.112〜114，2003.
3）荻原絹子他：臨床経験1〜5年目の看護実践能力への影響要因に関する研究─職務満足度・モチベーションとの検討，日本看護学会論文集 看護管理，Vol.41，P.185〜188，2010.
4）小山田恭子：我が国の中堅看護師の特性と能力開発手法に関する文献検討，日本看護管理学会誌，Vol.13，No.2，P.73〜80，2009.
5）川島みどり：看護を語ることの意味─"ナラティブ"に生きて，看護の科学社，2007.
6）喜多村道代他：中堅看護師のやる気に影響する要因，日本看護学会論文集 看護管理，Vol.41，P.53〜56，2010.
7）日本看護協会：継続教育の基準ver.2，2012.
8）日本看護協会広報部：ニュースリリース「2017年病院看護実態調査」結果報告，2018年5月2日.
9）酒井敬子，金賀律子，榊原美代子，他6名：中堅看護師の仕事への満足と臨床実践能力との関係，日本看護学会論文集 看護管理，36，2005.
10）島中小百合，富田和代：中堅看護師教育における取り組み，看護実践の科学，Vol.44，No.7，P.21〜27，2019.
11）谷原弘之：心を折れにくくする！レジリエンスを高める4つの要素，ナースマネジャー，Vol.20，No.7，P.30〜33，2018.
12）谷脇文子，近藤裕子：卒後2〜3年目看護師の臨床能力の発展における経験の振り返り，日本看護学会論文集 看護管理，Vol.34，P.58，2003.
13）谷脇文子，近藤裕子：卒後2〜3年目看護師の臨床能力の発展に関する研究─卒後2年目看護師の臨床能力の向上・促進をはかる卒後教育プログラムの検討，日本看護学会論文集 看護管理，Vol.36，P.65〜67，2005.
14）星野磨利子他：臨床経験4・5年目看護師の自己成長を動機付ける先輩看護師の関わり，日本看護学会論文集 看護管理，No.34，P.33〜35，2003.

困ったケースへの
③ 個別対応の実際と
メンタルヘルスの視点からの
解説

川崎医科大学附属病院 **寺本里美**
谷原弘之

　ここまで，離職ゼロを目指して大きな成果を上げた2つの施設の取り組みを紹介しました。全体教育，部署教育のレベルで皆が離職することなく成長するのであればよいのですが，個々に対応しなければならないケースも多数発生するのが実情であり，成果はそうした個々のケースに一つひとつ丁寧に対応することの積み重ねでもあります。

　ここでは，そのいくつかのケースについて指導者の対応を紹介し，メンタルヘルスの視点からの解説を加えます。「信じられない」「わけが分らない」といった思いを抱くことが少なくないかもしれませんが，それらの言動には意味があること，その意味にアプローチすることが大切となります。第1章と併せて参考にしてください。

事例紹介

事例 1 デュアルタスク（二重課題）が実行できず混乱してしまう

　新人看護師（以下，新人）Bさんが，患者Cさんの検温時に，何も声をかけずに懐に手を入れて体温計を腋に当てようとしたために，Cさんは驚いてしまいました。先輩看護師（以下，先輩）のAさんは，ナースステーション戻ってからその時のことをBさんに尋ねました。

Aさん：Cさんに対するケアはどうだった？　どう感じた？

Bさん：血圧や体温もちゃんと測れたし，症状もうまく聞けました。

Aさん：そう感じたのね。体温を測る時，Cさんはどんな表情をしていた？

Bさん：特に…普通でした。

173

Aさん：私はCさんが驚いたように見えたよ。

Bさん：え，そうですか？

Aさん：声をかけずに，急に服の中に手を入れられたらどう感じるかしら？

Bさん：いつも体温は測るし…。えー，びっくりしますかねえ。

Aさん：私たちの「いつも」や「当たり前」は，患者さんにとってはそうでないこともあるよ。一つひとつちゃんと説明して，納得してもらいながらやらないとね。患者さんにとって大切なことでも，理解が得られていないと不快感を与えてしまうことになるからね。

Bさん：はい。

Aさん：次の時はどうしたらいいと思う？

Bさん：声をかけてからですかね。

Aさん：そうね。そうしてみましょうね。

解説

　今どきの新人は想像以上にコミュニケーションが苦手で，突拍子もない行動をとって周囲を驚かすことがあります。「常識がない」「信じられない」と片付けないで，その人の特性に合わせた，いわゆる個別の改善策を考えなくてはなりません。

　新人Bさんの場合は，体温を測ることだけが目的となり，患者Cさんへの配慮が頭になかったようです。これはデュアルタスク（二重課題）の問題かもしれません。デュアルタスクとは，一度に2つ以上のことを同時に行うことで，例えば「電話を聞きながらメモを取る」といったことですが，それが通常よりも不得手である人がいます。その人の脳機能の弱点なので，できるのが当然のことと叱ったところで改善はしません。そのことが見て取れた先輩は，「検温＋配慮（二重課題）」が同時にできるよう，Bさんに丁寧に気づきを与えました。

　このように，個人の特性を知って丁寧に対応すれば，互いのストレスを少なくし，しかも行動が改善されやすくなります。

事例 1つのキーワードから全体像の把握を試みるが失敗する

　Ｂさんは，内視鏡的鼻内手術を受けた患者Ｄさんの退院時指導を行うことになりました。そのため，Ａさんと退院指導について事前に打ち合わせをしています。

Ａさん：今までに退院患者さんの指導をしたことはある？

Ｂさん：はい，何度かあります。

Ａさん：病気や治療後の生活指導や，次の外来のことも忘れないようにね。Ｄさんは，退院後にどんなことに気をつけないといけないか分かる？

Ｂさん：えーっと，んー，出血ですか？

Ａさん：そうね。どうしてか分かる？

Ｂさん：手術したからですか？

Ａさん：そうね。具体的にどのように気をつけたらいい？

Ｂさん：熱いお風呂とか…。

　このような打ち合わせを経て，ＢさんはＤさんのところへ行きました。

Ｂさん：喉の白いのが剥がれていたら血が出るので，家では食べ物に気をつけてください。熱いお風呂も気をつけてください。

　Ａさんは，Ｂさんが打ち合わせどおりに指導できていないことに気づき，即座に対応しました。

Ａさん：Ｄさん，退院おめでとうございます。次の外来は5日後の○月○日○時の予約ですね。それまでの間は，入院中にもお話しさせていただいた出血予防の生活をお願いします。うっ血は避けたいので，熱いお湯での長風呂は避けていただき…。

　ＡさんとＢさんはスタッフステーションに戻り，振り返りを行いました。

Ａさん：Ｄさんの退院時の指導したことや確認したことと違う内容を言っていたけど，どうしたの？

Ｂさん：出血予防なので。

Ａさん：喉のことを言っていたけど。

Ｂさん：喉も大切なので…緊張もしたし…。

Ａさん：緊張して，指導しようと思ったことが混乱したということ？

Ｂさん：はい。

Ａさん：緊張して混乱しないようにするためにはどうしたらいいと思う？

Bさん：メモや紙に書いて説明します。

Aさん：いい案ね。じゃあ，次はそうやってみましょうね。

解説

　　Aさんと退院指導の内容を確認してから患者Dさんのところへ行ったにもかかわらず，確認とは異なる内容の退院指導を行ったBさんは何を考えているのでしょうか？　打ち合わせをした直後の出来事であり，きつねにつままれた感じで，行動の意味が理解できていないかもしれません。

　　このタイプは，"1つのキーワードから全体を見ようとするタイプ"かもしれません。退院指導の全体像（次回の外来予約，治療後の生活指導，退院後に気をつけることなど）があったわけですが，緊張のため頭が真っ白になったと考えられます。

　　そこで，何とか「出血予防」というキーワードを思い出し，「喉の白いのが剝がれたら血が出る」⇒「食べ物に気をつけてください」と，かつて学んだ知識を駆使して強引につなげてしまったのではないでしょうか。

　　では，なぜ事前打ち合わせではつじつまが合っていたのでしょうか？　それは，Aさんが一問一答で質問をしてくれたため，全体像を把握する必要がなく，うまく対応できたと考えられます。このようなケースでは，Bさんのようにメモを使って視覚的に全体像を把握した上で，1つずつ患者に説明をしていく方法がよいと思われます。

事例3　最後の出来事の記憶だけが持続する

　AさんとBさんは1日の振り返りをしています。Aさんは，できなかったところだけではなくできたことも取り上げて，Bさんが前向きな気持ちになれるよう振り返りを終えるように心掛けています。

Aさん：今日1日何か印象に残ったことはある？

Bさん：うまく部屋回りができました。

Aさん：うまく部屋回りができたのですね。具体的にはどんなこと？

Bさん：行ったり来たりせずに，順番に患者さんのところに行ってこられました。

Aさん：うまく回れるように何か工夫したの？

Ｂさん：患者さんのところへ行く前に，Ａさんと行動計画を確認しました。

Ａさん：事前の打ち合わせがよかったのですね。逆に，できなかったことや，もう少しうまくしたかったことはある？

Ｂさん：えー，特には…。

Ａさん：私は，今日１日Ｂさんとペアで感じたことは，体温測定の時に声かけをしっかりできることと，患者さんへの指導の時にメモや紙を活用してその人に合った指導がしっかりできるようになるといいなあということです。

Ｂさん：はい。

Ａさん：だけど，いろいろな気づきもできて頑張っていたね。この調子で頑張ろうね。

＊　　　＊　　　＊

　多くの指導者がこのような対応を意図して行っていたが，「最後に褒めるとその良い印象だけが残って，ほかの改善すべき点が頭に残っていないように感じる」という声が多く聞かれることに気づきました。そこで対応法を変えて，課題を具体的にし，その解決のための目標設定をスローステップで示すことを心掛けることにしました。

Ａさん：私は，今日１日Ｂさんとペアで感じたことは，体温測定の時に声かけがないこと，患者さんへの指導が，患者さんに適した内容でなかったことが課題だと思いました。

Ｂさん：あ，そうでした。

Ａさん：この２つの課題に対して，どうしていきますか？

Ｂさん：何をする前にも患者さんに声かけをします。指導の時は，紙に書いて説明します。

Ａさん：それは良い考えね。できそう？

Ｂさん：やってみます。

Ａさん：心配なことはある？

Ｂさん：患者さんの前では忘れそうで…。

Ａさん：ペアの先輩看護師にこのことを伝えて，皆でサポートするね。それならどう？　できそう？

Ｂさん：はい。安心です。

Ａさん：では，まずこの２つの目標を達成させようね。

Ｂさん：はい。ありがとうございます。できそうです。

　このように振り返りを行うことで，Ｂさんはクリアできる課題が増えていきました。

Bさんは患者を前にすると緊張してしまうようで，しなくてはならない処置を忘れてしまうことがあり，なかなか先輩とのペアを外せない状況が続いていました。1年目が終わろうとする時期になって，1人で複数の患者を担当するのではなく，ケアや処置介助を中心に行うフリー業務を担当してもらい，病棟の看護師だけではなく，医師にも協力を求めて，皆で見守りながら支えていくこととしました。そのことで，Bさんはできることが少しずつ増えていき，それがBさんの自信につながり，生き生きと日々の看護を行えるようになっています。

解説

新人教育では，タイムリーな振り返りを行うことで，記憶が鮮明なうちに気づきを与え，次に生かすことができ効果的です。しかし，日々の看護実践の場では，すべての看護をタイムリーに振り返ることは困難なため，1日を通しての振り返りを行い，新人の気づきや課題，不安や焦りなどに対して支援していくことも大切となります。

初めのうち，先輩はサンドイッチ法を意識して，①褒める⇒指摘する⇒褒めるを行っていました。大抵の場合，サンドイッチ法で自己肯定感を得て自信がつき，前向きに自己の課題に取り組むことができます。しかし，Bさんのようなケースでは，振り返りで最後にかけた言葉で「よかった。頑張った私」というのが現実の体験として印象付いており，その記憶だけが持続するため自己の課題に気づけず，毎回同じようなやり取りになっていました。そうなると，先輩たちは「Bさんはいつも同じことを繰り返す。成長がない。この前も言ったのに」と，疲弊や負担から批判的になってしまいます。

しかしこの時は，できないことでBさんを責めるのではなく，やり方を変えてみることにしました。実は同じような経験をしている先輩が多いことに気づき，サンドイッチ法を改良した「②指摘する⇒褒める⇒課題を提示する」にしてみることで，課題を自己の現実として受け止めることができたと考えられます。

事例4 真面目だが心が折れやすい

入職時から先輩の指導はメモをとり，分からないことは自己学習を行っている新人Bさんに声をかけました。

Aさん：頑張っているね。悩んでいることや困っていることはない？

Bさん：先輩に迷惑ばかりかけてしまって。大丈夫です。頑張ります。

Aさん：具体的に何かあったの？

Bさん：いいえ，まだまだできないことがたくさんなので。この前も退院時処方を忘れそうになって先輩が気づいてくれました。でも，大丈夫です。頑張ります。

　Bさんは入職時に比べて肌に疲れが見られ，無理に笑顔をつくろうとしているように感じました。まじめで優秀，責任感が強く，常に良い子であろうとするが，ストレス耐性が弱く，小さな失敗で心が折れやすいタイプです。

　一つ経験すれば，それを応用し臨機応変に対応できるようなタイプではないので，同じ疾患でも患者によって異なる対応が求められることを，一つひとつの体験をその都度丁寧に振り返って，できたこと・できなかったことを確認して，できなかったことは次にどうするか示すことで学んでいく必要があります。

解説

　Bさんはまじめで責任感が強いため，一所懸命メモを取りながら努力を続けてきたようです。指示されたことが完璧にこなせないと，周囲に迷惑をかけていると思い込み，情けない気持ちになっているかもしれません。そんな時は抑うつ気分が出現しやすく，マイナス思考になるため，先輩に「頑張っているね」と言われても素直に受け取れないでしょう。

　そうした場合は，一時的にメンタル不調に陥りかけて前に進めなくなっていると考えて，立て直しに取り組むことが有効と思われます。まず，寄ってたかってのアドバイスは，何が正解か分からず混乱を引き起こすため，一時的に制限するのがよいでしょう。

　まずは小さな成功体験を得る➡その体験を手掛かりに，自分が考える正解を導き出してみる➡その内容を先輩とディスカッションし，確実に自分のものにしていく，というように積み重ねていきながら，心が折れないように見守りつつ，自分で対応できた成功体験を増やしていけばよいでしょう。自らの成功体験を通して丁寧に獲得した自分の正解は，確実に自信につながっていきます。

事例 5 今どき特有の高プライド, 我が道をゆく個人主義の傾向がある

　同期の新人同士が支え合って困難を乗り越える，ということがあります。その一方で，新人同士のコミュニケーションが希薄と感じられることもあります。

　ある新人に，入院時に必要な書類の記入についてのポイントを伝えた際に，ほかの新人にも伝えるよう依頼をしたのですが，伝わっていませんでした。術後のベッド周囲の環境整備で，転倒リスクを避けるためのコード類の配置の注意点を指導した時も，ほかの新人に伝えるよう依頼をしたのですが，これも伝わっていませんでした。患者の安全につながることが伝わっていなかったのは問題です。その一方で，研修会の課題提出の期限などについてはきちんと伝達されています。

　伝達を依頼すれば「はい」としっかりした返答があるのに，実際は行われていないことがよくあります。なぜそのようなことになるのかと，昨今の新人とのかかわりを振り返って考えてみたところ，次のような特徴がそれらのケースに当てはまることに気づきました。

- 評価や失敗を気にして，それらを同期の人に知られたくないと考える。
- 悩みを相談するにしても，それを同期に知られたくないのでなかなか相談できない。
- 悩みを相談することはマイナスではなく，むしろプラスの評価となること，相談して共有して皆で成長していくことを伝えて，実感してもらう機会をつくることが必要。

　同期の存在をプラスに活用できる新人がいる一方で，上述の特徴からそれが難しい新人もいます。比較や競争のない個を大切にする環境の中で育ってきた彼・彼女にとっては，先輩から指導されたことを同期に伝えることは，自分が失敗したことを伝えることであり，それはとてもできることではありません。

　このようなタイプの新人への対応で必要になるのは，やはりスローステップの考え方です。できたことを具体的に評価し，それに小さな課題をプラスしていくことで，徐々にできることを増やしていくような指導であり，これはどのようなタイプにおいても共通です。その成長過程において，看護はチームで成り立っており，そのチーム活動の中で個々が支えられ成長していくこと，指導や注意を受けることもありますが，それは成長のチャンスであることを，これもスローステップで理解を深めていく支援が求められます。同時に，同じ境遇で苦労や喜びを共有できる同期

との関係が，これから続く長い看護キャリアにおいて貴重なものであり，そこには競争や比較もあるかもしれませんが，それ以上に喜びや苦悩を語り合い，共有できる仲間であることを，実際の関係の中で実感してもらえる場を設けることも重要でしょう。

　支援において最も悩ましいのが，困ったこと・悩んでいることがあれば，その都度相談してもらいたいのですが，それは弱みを見せることであり，低い評価につながると考え，なかなかSOSを出せないことです。その傾向がある新人に尋ねてみたところ，「多くの先輩がいるところで担当者に相談をすることは，ほかの先輩たちによくない気がする」とのことでした。そこで何か相談をしたいことがあれば，まずはスマートフォンにメッセージを送ってもらうことにしてみました。すると，他者からの評価の目を回避した相談ができる窓口を得たことで安心をしたのか，その後は定期的な面接の中で悩みを話すようになりました。

　SOSを出す方法やタイミングが分からない新人もいますので，安心な環境の中で発信できるような仕組みをつくることも必要です。

解説

　今どきの新人の特徴をとてもよく表しているエピソードだと思います。今どきの新人世代を「ゆとり世代」「さとり世代」と表現することがあります。「ゆとり世代」「さとり世代」の一部はプライドが高く，個人主義が得意なようです。

　日頃，研修会の課題提出などの事務的な情報共有は自然にできるにもかかわらず，仕事で注意すべきことなどを共有できないのはなぜでしょうか？　「ゆとり世代」「さとり世代」の価値観として，「研修会の課題提出についてみんなに伝えておいてね」と指示された場合，提出期限があるものは“重要”と位置付けられるようです。逆に，「ベッド周囲のコード類に気をつけてね。コードに引っかかると転倒の危険性があるから」と言われると，転倒は“仮に”の話であり重要度が下がるので，「すぐに伝えなくてもよいだろう…」と考えるようです。

　このため共有してほしいことには，次のように“数値”をつけて指示をするとうまくいくかもしれません。

【指示の例】

　「ベッド周囲のコードに引っかかると転倒の危険性があるから，ベッド

周囲の環境を整える時コード類の位置に気をつけてください。このことを
2日以内に同期と共有しておいてください」

　また，「ゆとり世代」「さとり世代」は個人主義が得意です。プライドが高い
ため，自分の失敗など評価が関係していることは特に隠したがる傾向がありま
す。その延長線上として，自分が困っていてもSOSを出さないことが特徴です。
これは，人生の中で悩みを他者に相談する経験をしてこなかった，いわゆる経
験の不足が原因ではないかと考えます。
　今回，スマートフォンという，困り事を個人で相談できる“ツール”を提供
してもらえたことは，大きな安心感につながったと思います。これがあったた
め，直接スマートフォンで相談することはなくても定期的な短時間の面接のみ
でやれるようになったのでしょう。

事例 6 “報・連・相”ができず自身の業務に自信が持てない

　リーダー会で，新人の精神面や看護技術の成長の進捗状況から夜勤デビューの時
期について話し合いを行った時に，先輩は「夜勤デビューはまだ怖いです。部屋回
りに時間がかかるし，一つひとつに確認がいるし，自分から報告をしないし…」と
不安を漏らしました。そこで，「何ができたら夜勤の独り立ちは可能になる？」と
問うと，「手術出し，手術迎え，ルート確保，採血，即入院受け入れ，フリー業務，
時間内に情報が取れること，早く部屋回りができること」などさまざまな項目が挙
がりました。
　「今年の新人がこれまでの新人看護師の自立の状況と違って，何か特別な問題が
あるのかしら」と聞くと，「それはないですが，全体的に静かです」といった返答
でした。そこで，絶対に夜勤デビューができないという理由が何かあるかを考える
ことにしました。
　新人は同じ内容のインシデントはしていないし，患者からのクレームもありませ
んので，夜勤デビューができない理由にはなりません。「夜勤に必要な看護技術
は？」と考えた時，採血，点滴確保や管理，気管孔管理，手術出しに手術迎え，緊
急入院の対応，緊急処置への対応などさまざまありますが，多くの技術が自立して
いないと夜勤は困難なのかということをリーダー看護師と共に考え，夜勤者全員が

絶対できないと困る看護技術の見直しを行いました。その結果，報告・連絡・相談ができるのであれば，できないことがあっても夜勤の場に身を投じることで成長のチャンスを与え，それを支えることが大切という結論に至りました。

　一方，新人は「まだ技術に自信がない」「合格印をもらっていない技術があるので，夜勤の3人のうちの1人に入るのは不安がある」とのことでした。では，何ができるようになったら自信を持つことができるかを聞き，夜勤デビューまでにできるようになるよう具体的な計画を立て，病棟全体で共有して支援することとしました。

　もちろんチャンスであると同時に，不安や焦りからインシデントなどにつながり，自信喪失インシデントがトラウマになってのリタイアなどの可能性も考慮しなくてはいけません。そのため，まずは金・土曜日，土・日曜日，日・月曜日の夜勤から開始し，段階的に進めていくことにしました。週末は入院患者数が減り，予定されている検査や手術が少ないため，夜勤の業務量が少なく，新人が業務の整理をしやすく，先輩とタイムリーな振り返りを行いやすい時です。日勤とは異なり，夜勤は看護師1人が担当する患者の人数が多くなり，多重課題に対するタイムマネジメントが大切になりますが，段階的に慣れていくことで，混乱を防ぐことができると考えます。

　また，少ない人数で多くの患者を担当するということは，日勤以上に互いが互いを補完し協力し合うことが必要となり，一人ひとりの果たすべき役割から責任や不安が大きくなる傾向があります。そのため，デビューする際には，それぞれの自覚と覚悟が必要です。

　新人は，「先輩が忙しそうだから相談できなかった，報告できなかった」では安全な看護が提供できないことを理解し，自ら報告・連絡・相談する覚悟が必要です。一方，先輩は多くの患者を担当しながら新人を支援する覚悟，そして病棟責任者は，新人の心身の状況をとらえ，安全・感染・倫理の視点で夜勤デビューを決定した責任を取る覚悟が求められます。

解説

　一般的に夜勤は勤務者が少ないため，さまざまなリスクや周囲への負担を考えると，新人を夜勤デビューさせるタイミングはとても難しいと思います。リーダー会では，安心できる独り立ちの基準として，「手術出し，採血，早く部屋回りができること」など，たくさんの条件が挙がりました。これではいつ

までたっても夜勤デビューができないと考え，再考した結果，夜勤者全員が絶対できないと困る看護技術として「報告・連絡・相談が自らできること」という点に絞られました。

　これは看護技術の一つではありますが，看護師としての責務にあたると考えます。自動車の運転免許を取得する際の仮免許も同じで，公道を走る以上は運転者の責務を遵守し，交通ルールを守りながら運転技術を身につける必要があります。自分で自動車を走らせて初めて，「自分は確認が少ない」「スピードを出しすぎる傾向がある」などの気づきが出てきます。夜勤では，この「報告・連絡・相談」の「報告」の中に，"自分の気づき"を追加してはどうでしょうか？　新人の自らの気づきに対し，先輩が気づきを深めるディスカッションを行うことで問題意識を持つようになり，インシデントに対しても自分から対応できるたくましさが備わっていくと思います。

　このように夜勤デビューの仕掛けを工夫することで，少し早いデビューであったとしても，「報告・連絡・相談」がなぜ重要かを体感することができ，看護師としての成長が促進されると思います。

事例7 目先の業務に気を取られ 次のステップに必要な力が身についていない

　以前は，「リーダー練習時期」「リーダー自立の時期」を設定し，自立の可否はリーダー会で判断していました。リーダー練習の前に各自が事前に看護管理基準内容やリーダー業務を確認するようにしており，先輩がリーダー看護師補佐として指導にあたっていました。

　リーダーデビューの判断は，リーダー会で「ちゃんとやっているし，大丈夫よね」「報告や確認はもう少しあった方がよいけれど，来月から独り立ちだから注意しながら見ていきましょう」というように，そろそろ決められたデビューの時期だからという抽象的・感覚的なレベルでの判断をしていました。そして，リーダーデビュー後は意図したかかわりは行われていませんでした。

　ある時，放射線治療中の患者の呼吸状態が悪化し酸素吸入が始まった時に，放射線治療室への連絡や，治療の継続の有無を医師に相談するなどの判断・対応ができていないという出来事がありました。リーダーがスタッフに患者の状態を確認することも，自分の目で患者の状態を確認することもなかったのです。

リーダー業務を確認すると，緊急入院の患者を受け入れる時に，重症度やケアの状況にかかわらず頼みやすい看護師に依頼しており，その依頼を受けた看護師だけが負担が大きくなっていました。ほかにも，医師からの指示受けはするが，その指示を理解していないため，「メンバーに観察のポイントや注意点を指示することができていない」「翌日の患者振り分けは行うが，患者の状況と看護師の能力を踏まえておらず，予定外の状況への対応までは考慮していない」「病棟だけではなく病院全体との協力体制を考えた振り分けまでには至っていない」などの課題が明確になりました。

　目先のことを処理することで精一杯であり，リーダーシップが取れるほどに育成できていなかったことに気づき，どうすべきかを検討したところ，感覚的な判断でリーダーデビューを決めていたことで，リーダーとして何を習得すべきなのかが不明瞭であり，具体的な目標のないままの練習になっていたことを反省することに至ったのです。

　そこで，リーダー会で理想のリーダー像を明確にし，病棟の特徴を踏まえてリーダーに必要な業務を確認することに取り組みました。その結果，リーダーに求められること，自分ができること・できないことが分かるようになり，目標設定も指導も具体的に行えるようになりました（**資料**）。そして練習期間を長くして，リーダーデビューは指導看護師の判断ではなく，各自の判断による手上げ方式で行うこととしました。

　「リーダー独り立ち基準」は，指導する側にも良い影響を与えました。指導すべき目標が明確になったので，自分に自信がない項目は再確認をしたり，項目を意識したかかわりをしたりするようになりました。デビュー直後のリーダーの下でメンバーになった時にも，リスクマネジメントや看護倫理など項目を意識した申し送りをするなど，互いに成長するツールとして活用されています。

　なお，夜勤のリーダーデビューにおいては，デビューする看護師2人と1年目以外の後輩3人で行うこととし，判断に迷った時は連絡をしてもよいことにして，夜勤の責任をリーダー一人で負うプレッシャーを軽減する時期を設けています。

解説

> 　近年のリーダーデビューのキーワードは，「"個別性"をどう"一般化"」するかではないでしょうか？

資料　リーダー独り立ち基準

到達状況　5：できる　　　　　　　4：主体的に行え自ら相談できる　　3：主体的に行えるが指導が必要
　　　　　2：主体的に行えず指導が必要　　1：できない
達成基準：3以上で日勤リーダー独り立ち，4以上で夜勤リーダー独り立ち

看護観	自己の看護観を言語化して他者に伝えることができる	
	メンバーの看護観を尊重できる（他者の看護を受け入れ認めることができる）	
	倫理綱領に沿った看護ケアが実践できメンバーに指導ができる	
	身だしなみ，接遇マナーが逸脱なくモデルナースとなる	
看護実践能力	客観的なデータや身体，精神，社会，スピリチュアルの変化を観察し判断できる	
	患者の病態について治療や処置の根拠を理解している	
	患者の状態に合わせて看護ケアを応用することができる	
	患者に予定されている処置に必要な物品などを過不足なく手配，指示することができる	
	医療機器を正しく取り扱うことができる	
	医師の指示が適切か判断でき，メンバーに伝えることができる	
	患者の多様なニーズを把握し，優先順位を考え調整，実践することができる	
	医療事故が起こるリスクを想定し，回避のための行動ができる	
	患者の症状・病状の変化，悪化を早期に察知することができる	
	看護計画は予測される患者の変化を踏まえて立案することができる	
	緊急時，急変時に適切な指示，処置を行うことができる	
	看護ケアのマニュアルなどを順守して行うことができる	
	看護ケアの結果を評価，修正することができる	
	患者および家族のニーズを統合し，社会資源を活用して看護計画を立案することができる	
リーダーシップ能力	メンバーの抱いた疑問や分からないことに対して，指導，助言ができる	
	メンバーに対して看護実践の役割モデルとなることができる	
	メンバーの不足している知識，技術の学習機会を，時期を逃さず提供，支援できる	
	メンバーの心理状態を考えた働き掛けができる	
	メンバーの行ったケア・業務に漏れがないか確認，指導ができる	
	メンバーの意見を聞き活用することができる	
	メンバーの行っている看護ケアを適切に評価，指導，支援することができる	
	メンバーの業務量を把握し，リリーフへの協力体制や，メンバー間での調整・補完体制がとれる	
	緊急時や急変時にメンバーに指示し，メンバー間の応援体制を調整できる	
	チーム内の問題に対して適切に対処できる	
	所属部署における業務上の問題解決のための方策を考えることができる	
	ナースカンファレンスを活発に行うことができる	
	多職種と協力，調整を積極的に図ることができる	
	病棟，病院の経済的側面に関心を持つことができる	
対人関係能力	自己の感情をコントロールすることができる	
	他者が話しかけやすい態度で接することができる	
	メンバーに対してアサーティブな対応，指導ができる	
	多職種に対してアサーティブな対応，協働，調整，交渉を行うことができる	
	患者，家族の心理を理解し対応することができる	
	自分の仕事に責任を持つことができる	
	自分が間違っている時，素直に認めることができる	
	仕事に前向きに取り組むことができる	
	所属部署の特徴，看護システム，ルールについて説明できる	

横田ひろみ，齋藤久美子：臨床経験2・3年目看護師の勤務リーダーの自信につながる要因〜6年目以上看護師との比較から，日本看護管理学会誌，Vol.17，No.1，P.19，2013.を参考に作成

これまでは，「そろそろ決められたリーダーデビューの時期だから」と，時期がくればリーダーの力量に到達していなくてもデビューをさせてきたのかもしれません。その背景には，リーダーの練習を始めると，新人がその役割に合わせようと背伸びをすることで成長速度が速まり，それなりにリーダーができるようになっていた気がします。

　ところが近年はどうでしょうか。周囲への指示が的外れだったり，優先順位が違ったりなど，リーダーのセンスに乏しい人も出てきています。これを"個別性"と考え，新たな対応を考えなければならない時代がやってきました。

　そこで考えられたのが「リーダー独り立ち基準」です。これは，リーダーの役割およびセンスを見えるように工夫したチェックリストです。これがあるとセンスの良し悪しとは関係なく，リーダーとしてやるべきことが具体的に記されているため，行動レベルで成長していけます。これがいわゆる"一般化"です。やれることが増えたタイミングで"手上げ方式"でリーダーデビューを果たすと，自主性が芽生え，リーダー練習が実りあるものになると考えます。加えて，リーダーに求められる期待として大きいのは，そこの病棟のリーダー役割が取れるか，ではないでしょうか？　各病棟の特徴を踏まえたリーダー業務内容を，看護部で作成された「リーダー独り立ち基準」に追加して使用することで，より実際的な各病棟に合ったリーダーが育成できると思います。

参考文献
1）横田ひろみ，齋藤久美子：臨床経験2・3年目看護師の勤務リーダーの自信につながる要因～6年目以上看護師との比較から，日本看護管理学会誌，Vol.17，No.1，P.19，2013.

第 **5** 章

施設になじむ看護師を採用する

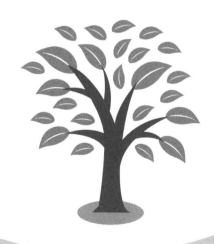

1 看護学生の マグネットホスピタルに なるために

川崎医科大学附属病院 **平松貴子**

　今後，看護師が就業する医療の現場は，患者の超高齢化・重症化，健康問題の複雑化・複合化，価値観の多様化に伴って，よりスピード感が求められるようになります。また，医療に対する国民の関心も高まっているため，医療ミスやその対策が注視され，看護師は業務に対して過度な緊張感を抱くようになってきます。さらに，診療報酬上の要件のための書類作成や計画立案などに時間を要し，なかなかベッドサイドに行けないことにジレンマを抱く看護師も少なくありません。これらによって看護師は疲弊し，ますますやりたい看護を見失うことにつながる可能性があります。

　さて，新人看護師（以下，新人）の支援に必要なことは，組織として重層的な支援体制の構築・見直しを前提として，部署内での「承認」「保証」と「段階的かつ個別的な指導」であることがコラム（P.153〜154）からも再認識できました。一方で，新人を支援する先輩看護師（以下，先輩）には，厳しい環境下で自身の看護を遂行しながら，新人教育に対してはきめ細かな配慮が求められます。多忙な業務に追われ，つい放ってしまった不適切な発言によって，新人がメンタル不調を来した場合，すぐに謝罪できなければ自己嫌悪に陥り，その先輩もバーンアウトに至ってしまいます。

　2025年には人口減少や病院機能の再編・統合が進み，在宅医療のニーズが高まることにより，岡山県では看護師不足に陥ることが予想されています[1]。したがって，限られた人的資源の中で，新人をゆっくり育てることは困難となり，育てる側にも育てられる側にも厳しく余裕のない未来がやってきます。それでも患者中心の医療を提供し続けるためには，組織によるキャリア開発の体制強化と，看護師個人によるキャリアデザインの推進が重要となります。ただ，昨今の働き方改革の推進によって，集合的な研修会や勉強会を縮小せざるを得なくなっている現状では，看護師一人ひとりの自覚と学習のステップアップが求められます。

　これからの新人を含めた看護師の教育は，自己学習とOJTを中心に構築していく

必要があるでしょう。例えば，看護部の理念で紹介したとおり，一人ひとりの患者・家族の身体的・社会的・心理的・スピリチュアル的な4側面のニーズをとらえ，アセスメントを繰り返し，最善の療養を検討できる思考力などは，OJTでの習得が望ましいと考えられます。研修会でHow toを教育するのではなく，チームカンファレンスなどを通して，新人にも発言の機会を提供し，発言した内容や態度を承認し，気づいたことをフィードバックする方法が理想です。ただ，そのようなOJTの場を設定することのできる教育担当者・実地指導者の教育こそが急務です。

新人のメンタルヘルスについては，医療を取り巻く厳しい状況の中で，なかなか職場に適応できないメンタル不調者が増加してくると予測しています。新人がストレス対処についてセルフマネジメントでき，早期にSOSを発信できる方法について，看護学生の時代からトレーニングしてほしいと考えます。

看護のアイデンティティについて，秋元[2] は，「日本における看護学基礎教育課程では，初学者に対して，人間を全人的に理解する基本的な知識，看護の定義，医療チームにおける看護の役割，看護専門職者としての価値観・専門性を発揮させる能力を養う教育など看護のアイデンティティを確立していくうえで基盤となる事項は学生が習得できるような教育が行われている」と述べています。看護学生の時代から，看護のアイデンティティについて考えはじめ，最終的に看護師になりたいという情熱を抱いている看護学生であってほしいと願うばかりです。

当院の採用面接は，4〜5人のグループ面接方式をとっています。短時間の面接において，適性や情熱を評価するのは大変困難であると感じています。成績優秀者，実習評価優秀者にこだわらず，病院の理念・看護部の理念を看護実践に反映できる人材を採用したいと考えています。育ててもらった看護師が次の新人を育てていく循環を，途切れることなく実践できる人材です。

毎年4月になると，就職ガイダンス，病院見学会，インターンシップなどがスタートしていきます。そこでは，やりたい看護が実践できる医療機関を求めて，必死に就職活動を頑張っている多くの学生と出会います。当院の魅力や強みを丁寧に伝え，多くの看護学生のマグネットホスピタルになりたいと考えます。マグネットホスピタルでは，看護師がキャリアデザインを描き，生き生き働いているはずだからです。

引用・参考文献
1）山陽新聞デジタル
　https://www.sanyonews.jp/article/945208（2020年4月閲覧）
2）足立啓美他著，イローナ・ボニウェル監修：子どもの「逆境に負けない心」を育てる本—楽しいワークで身につく「レジリエンス」，法研，2014.

2 採用時に病院のニーズに合った人材を見つけるコツとポイント

谷原弘之

「見て習え」の風土が強い場合は, 「昭和の感性」を持ったタイプの採用がお勧め

　近年, 昭和の時代のいわゆる「見て習え」を知らない今どきナースが増えてきました。その一方で, そのことに気がついていないベテランナースが, これまで自分が受けた「見て習え」教育をそのまま今どきナースにやろうとしてトラブルになっている事例が増えています。これまで長年にわたって浸透してきた「見て習え」がうまく機能していないわけですが, 実績のある教育方法であり良い面がいっぱいありますので, 令和の時代にうまくアレンジした「改訂見て習え」にバージョンアップできればと思います。その上で, 「見て習え」が通用しそうな「昭和の感性」を持ったタイプを採用すれば, よりうまく成長してくれるのではないでしょうか。

▶面接時のポイント

「見て習え」が機能する「観察力」を持っているか

例　**面接者**：これまで部活で何かやっていましたか？
　　学生：テニスをやっていました。
　　面接者：上手な先輩を見て, その秘訣はどのようなところだと感じていましたか？
　　学生：冷静に状況を見て, 相手がいないところへボールを返球していたところです。

＊　　＊　　＊

　状況を客観的に分析し, 他者の良いところを見つけることができるタイプは, 見て習えの教育に対応できるかもしれません。

「見て習え」が機能する「コミュニケーション力」を持っているか

例 **面接者**：もし看護師になった際，高齢の患者さんの担当になったとしたら，どのような会話をしますか？

学生：回想法的に，その方が生きてこられた時代のことを教えてもらおうと思います。

＊　　　＊　　　＊

「お熱はないですか？」などの看護の技術の回答だけではなく，その人の人生を教えてもらおうとする姿勢は，昭和世代の「見て習え」に適応できるかもしれません。

「見て習え」が機能する「持ちこたえる力」を持っているか

例 **面接者**：友だちとトラブルになったり，嫌な思いをしたりした経験はありますか？

学生：はい，あります。

面接者：その時，日常生活はどうしていましたか？

学生：気分が落ち込んでしんどかったですが，バイトを休んで周囲に迷惑をかけられないので，頑張って行きました。

＊　　　＊　　　＊

つらい出来事があっても，日常生活が崩れないタイプは「持ちこたえる力」を持っている可能性があります。逆に，「とてもつらかったのでバイトに行く気になれず，その日はバイトを休みました」というタイプは，「持ちこたえる力」が育っていないので，入職後もつらいことがあると仕事を休むかもしれません。

「見て習え」が機能する「ストレス耐性」を持っているか

例 **面接者**：これまで学校の先生や部活の先輩から厳しいことを言われた時，どのような対処をしてきましたか？

学生：仲の良い友人に話を聞いてもらっていました。

＊　　　＊　　　＊

一人で抱え込まず，他者の力を上手に借りて発散できるタイプは，ストレス耐性が高い可能性があります。

時間をかけて育てる余裕がない場合は，「柔軟性」があるタイプを採用することがお勧め

　近年，「場の空気が読みづらい」「患者の気持ちを察するのが苦手」「看護計画の見通しをつけることができない」といった，ある種の苦手特性を持った人が増えているように感じます。これは，大人の発達障害の特性に近いのかもしれません。

　中小病院などでは，少ない新規採用者の中にこのようなタイプがいると，周囲が疲弊するし本人もつらい思いをしやすいかもしれません。このタイプは成長に時間がかかるため，周囲が待てず離職になることもあり，互いに不幸な結果となってしまいます。そうならないためには，「柔軟性」があるタイプを採用することがお勧めです。

▶面接時のポイント

トラブルからの回復を「柔軟性」を発揮して実行できたか

 面接者：どんな小さなことでもよいのですが，友人とけんかをしたりトラブルになったりした経験はありますか？

　学生：はい，あります。

　面接者：そのような時は，どんなふうに解決することが多かったですか？

　学生：自分の方が悪いと思ったら，自分から謝りに行っていました。

＊　　　＊　　　＊

　これは，トラブルとなり，切れた人間関係をどのように修復してきたかを問うものです。関係を修復できていれば，「柔軟性」があると判断します。

　「柔軟性」がないタイプは，「相手の方が悪いので，こちらから関係を切って終わりにしました。それ以来会っていません」といった，関係を切って終わるという対処法で完結することが多いです。このタイプはプライドが高く，内省力が低いので，入職してからも同様のことが起こってトラブルになることがあります。

予定変更に「柔軟性」を発揮して対応できていたか

 面接者：友だちと遊ぶ約束をしていて，友だちから都合が悪くなったと急に言われたらどうしていましたか？

　学生：理由を聞くと，ご家族が病気になったということだったので，快くその日はキャンセルにして，一人で映画を観ました。

＊　　＊　　＊

　この回答は，友だちからの急なキャンセルに対し，ただ我慢をしているわけではなく，理由を聞いて納得した上で一人で新たな予定をつくれています。まさに「柔軟性」を持った対応であると言えます。逆の例として，自分のこだわりが強いタイプだと，段取りが狂うことを極端に嫌がるため，友だちを責める行動に出るかもしれません。

忙しくてテキパキとした仕事が求められる場合は，「バランス感覚」が良いタイプを採用することがお勧め

　いつもバタバタしている病院は，看護師が医師と患者の間に入ったり，看護師同士でも先輩と後輩の間に入るなど，二者間の調整が日常の仕事になる場合があります。この時，「バランス感覚」が悪いと「○○さんがこう言ってました」という伝言しかできないため調整には至らず，相手を怒らせてしまう危険性があります。

　忙しい職場ほど，「バランス感覚」を持ったタイプを採用することがお勧めです。

▶面接時のポイント

人間関係のトラブルに巻き込まれた際，「バランス感覚」を持って解決できたか

例 **面接者**：サークルでもめたり，友人同士のトラブルに巻き込まれたりした際，どのように解決してきましたか？

学生：ダンス部がもめて分裂しそうになったことがありました。私は部長だったので全員と面談をし，各自の考えと気持ちを聞きました。すると，練習の成果が出ない焦りがあることが分かりました。そのことを全員に話し，初心に戻って基礎からやり直すことで一致しました。

＊　　＊　　＊

　サークルなどで分裂の危機に直面した際，他者を攻撃して収集がつかなくなることが少なくありません。今回の場合，冷静に全員と面談をし，分裂の原因が「人」ではなく，みんなが持っている「焦り」であったことを見つけています。これであれば，誰も傷つけることなく解決に向かいます。「バランス感覚」を持ったタイプは，こうした対応ができます。

基本中の基本！ 学生時代の欠席日数などを 採用時の参考にすることがお勧め

　採用面接では，短時間でその人を評価することが求められます。学生からすると，短時間の面接の時だけでも好印象を持たれるよう全力を尽くします。そのため，人手不足であれば，少しのマイナス要因は目をつぶって採用することが多々見られます。

　採用面接においては，客観的なデータで評価できる点はわずかです。適性検査を実施する場合でも，不採用にする根拠となるケースはごくわずかではないでしょうか。

　面接者の経験と主観による面接に加え，学生時代の欠席日数などの客観的データをもう少し重視してもよいかもしれません。

▶面接時のポイント

学生時代の欠席の理由は何か

例　**面接者**：学生時代にしんどかった時期はありますか？

　学生：2年生の時に母が病気になり，入退院を繰り返していたので，家のこともやらなければならなくてしんどかったです。

　面接者：それは大変でしたね。今は大丈夫ですか？

　学生：おかげさまで母は元気になり，今は何も問題はありません。

＊　　＊　　＊

　欠席の理由が，面接者が納得できるものであれば大丈夫だと思われます。欠席の時期が実習の時期だった場合は，実習への不適応だったかもしれないので，もう少し質問をして確認してもよいかもしれません。

採用時に適切な人材を見つける コツとポイント

　近年，採用時に適切な人材を面接で見極めるには，大変高度な技術が必要です。アメリカで発展した，折れない心を育てる「レジリエンス」の考え方では，次の3つを備えていると心が折れにくいとされています。

①ストレスやプレッシャーをしなやかに受け止める「柔軟性」

②不確定な状況でも対応できる「適応力」

③失敗して気持ちが落ち込んでも，すぐに立ち直る「回復力」

　これからの採用で注目する指標は，この"心が折れない人"ではないでしょうか。つまり，面接時には「柔軟性」「適応力」「回復力」をキーワードにチェックすることがお勧めです。これに加えて，看護師としては先に述べた「バランス感覚」も大切であるため，これもチェック項目に加えるとよいでしょう。

　以上から，採用時には「たくましさ（柔軟性，適応力，回復力)」と「バランス感覚」を併せ持った人を選ぶと，仕事が長続きするのではないかと考えます。

編著

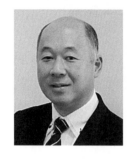

谷原弘之
(たに はら ひろ ゆき)

川崎医療福祉大学 医療福祉学部臨床心理学科 教授
博士（医療福祉学），臨床心理士

2003年よりメンタルヘルス対策に従事し，病院の職員からの相談に
数多く対応してきた，2016年4月より現職。今でも看護の現場から
「先生なんとかして！」という声がかかる，対応に苦慮するケースが発
生した時の駆け込み寺のような存在。
日本産業ストレス学会理事，岡山県心理学会理事　ほか。

執筆

●川崎医科大学附属病院 看護部

平松貴子 看護部長
（ひら まつ たか こ）

佐藤美奈 看護部長付参与
（さ とう み な）

寺本里美 看護師長
（てら もと さと み）

大室真由美 副看護師長
（おお むろ ま ゆ み）

黒住美樹 看護主任
（くろ ずみ み き）

水田美奈子 看護主任
（みず た み な こ）

吉田聡美 看護副主任
（よし だ さと み）

大熊紗季 看護師
（おお くま さ き）

木田杏奈 看護師
（き だ あん な）

髙山裕未 看護師
（たか やま ゆ み）

●川崎医科大学総合医療センター 看護部

新 美保恵 看護部長
（あたらし み ほ え）

大森美由紀 看護副部長
（おお もり み ゆ き）

榎 京子 看護師（リエゾンナース）
（えのき きょう こ）

松井咲紀 看護師
（まつ い さき）

今どきナースが育つ支援体制と個別対応

2020年6月25日 発行　　第1版第1刷

編著：谷原弘之©
たに はら ひろ ゆき

企　画：日総研グループ
代　表：岸田良平
発行所：日総研出版

本部　〒451-0051 名古屋市西区則武新町3－7－15(日総研ビル)　☎ (052)569－5628　　FAX (052)561－1218

日総研お客様センター　電話0120-057671 FAX0120-052690　名古屋市中村区則武本通1－38
日総研グループ縁ビル 〒453-0017

札幌	☎ (011)272－1821　FAX (011)272－1822 〒060-0001 札幌市中央区北1条西3－2(井門札幌ビル)	広島	☎ (082)227－5668　FAX (082)227－1691 〒730-0013 広島市中区八丁堀1－23－215
仙台	☎ (022)261－7660　FAX (022)261－7661 〒984-0816 仙台市若林区河原町1－5－15－1502	福岡	☎ (092)414－9311　FAX (092)414－9313 〒812-0011 福岡市博多区博多駅前2－20－15(第7岡部ビル)
東京	☎ (03)5281－3721　FAX (03)5281－3675 〒101-0062 東京都千代田区神田駿河台2－1－47(廣瀬お茶の水ビル)	編集	☎ (052)569－5665　FAX (052)569－5686 〒451-0051 名古屋市西区則武新町3－7－15(日総研ビル)
名古屋	☎ (052)569－5628　FAX (052)561－1218 〒451-0051 名古屋市西区則武新町3－7－15(日総研ビル)	商品センター	☎ (052)443－7368　FAX (052)443－7621 〒490-1112 愛知県あま市上萱津大門100
大阪	☎ (06)6262－3215　FAX (06)6262－3218 〒541-8580 大阪市中央区安土町3－3－9(田村駒ビル)		この本に関するご意見は，ホームページまたは Eメールでお寄せください。E-mail cs＠nissoken.com

・乱丁・落丁はお取り替えいたします。本書の無断複写複製（コピー）やデータベース化は著作権・出版権の侵害となります。
・この本に関する訂正等はホームページをご覧ください。www.nissoken.com/sgh

研修会・出版の最新情報は

www.nissoken.com

日総研　検索

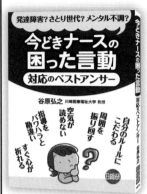
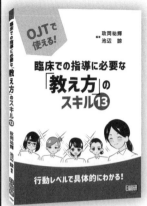

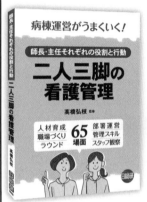

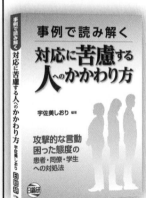

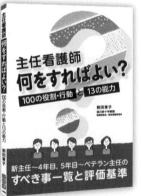

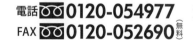
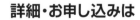